邓志刚 著

任世彬 周滢 范志霞 整理

《伤寒论》条文

药证解读

中国健康传媒集团

中国医药科技出版社

内 容 提 要

康平本《伤寒论》被业界公认为最大限度地保留了《伤寒论》原貌。本书根据邓志刚先生讲解康平本《伤寒论》条文的录音整理而成。邓氏讲解特色鲜明，不仅讲透了每一条文内在蕴含的医理，对经方的应用讲解更是精准到每一味药证，其精于经方临床，每每小小经方起沉疴，屡获桴鼓之疗效，令人叹服。相信本书一定能让热衷于中医临床的从业者有醍醐灌顶之感。

图书在版编目（CIP）数据

《伤寒论》条文药证解读 / 邓志刚著；任世彬，周滢，范志霞整理 . —北京：中国医药科技出版社，2024.4

ISBN 978-7-5214-4520-6

Ⅰ . ①伤…　Ⅱ . ①邓…　②任…　③周…　④范…　Ⅲ . ①《伤寒论》—研究　Ⅳ . ① R222.2

中国国家版本馆 CIP 数据核字（2024）第 053758 号

美术编辑　陈君杞

版式设计　也　在

出版　**中国健康传媒集团** | 中国医药科技出版社

地址　北京市海淀区文慧园北路甲 22 号

邮编　100082

电话　发行：010-62227427　邮购：010-62236938

网址　www.cmstp.com

规格　710×1000 mm $\frac{1}{16}$

印张　15 $\frac{3}{4}$

字数　258 千字

版次　2024 年 4 月第 1 版

印次　2024 年 4 月第 1 次印刷

印刷　北京京华铭诚工贸有限公司

经销　全国各地新华书店

书号　ISBN 978-7-5214-4520-6

定价　59.00 元

获取新书信息、投稿、为图书纠错，请扫码联系我们。

尤允亚序

　　盖闻善言天者必验于人，善言古者必验于今，个中精髓在一"善"字。而《伤寒论》一书乃方书之始，论治之宗！仲圣垂千载之慈，而待来兹，累世先贤朱批阐蕴，可谓叠床架屋，充扉盈栋，虽不可曰不"善"，叹年移代革，兼附玄奥，未可卒读！今有重庆志刚邓公者，禀五车之学富，赋八斗之才华，悬壶渝州，坐诊巴蜀，求诊者充门盈户，求教者亦不绝于途。每于微信群中发言，啄剥经典，阐发奥义，以为白话，总致高潮迭起。撮其经典扼要，以点睛之笔，勾勒玄言，称为"抓手"。俾使来者易于登堂入室也。又有同道遭遇棘手之诊，而于黔驴技穷之际，邓师往往寥寥数语之论，总能开无限法门，遣方用药，总能覆碗而起，以经方造化之奇而播于四方！

　　余性好古，滥竽医界二十余年，初学教材，继之以各科经典，旁及西学之论，手不释卷，求教高贤，又有子女从余习医，传授颇难。深知医技难精，经文难读，坏证难治，师范难授。有成都任世彬老师于微信群中，广搜邓师精奥之论，汇为数帙，赠余一览。精读之下，每有击节之赞，真珠玑之论也。渊海涛音无人为之书谱，静夜天籁当于人稀处倾听，真天成之作也，临证佐以借鉴，可以师传授受以解师范之难，足以寿世愈疾也。

　　该书条分缕析，义理环周，药证方证每有精辟至论，发前人之所未发。谈及阳即津液之论，又有干姜生津之语，同道多有未谙。岂不知仲圣论及发汗之时总有谆谆告诫："微似汗""不可令如水流离""遂漏不止"。上文皆谈及发汗不可太过或发汗太过后阳气随汗出而伤，遽以甘草干姜汤、桂枝加附子汤以复其阳，以固其汗，以生其津。而甘草干姜汤中，甘草之钠水潴留之新解，干姜古人治水泻之旧论，岂非今人可防脱水之道乎？此正干姜生津之旁证也。又有白术利水、茯苓定悸、桂枝平冲、龙牡定惊等人所共知之外又有新蕴。通读之后，总觉余韵悠长，回味无穷之感，在兹可为来者言也！是为序。

二〇二三年十一月

正逸子尤允亚于徐州

前　言

　　本书根据邓志刚先生讲解康平本《伤寒论》条文药证的录音整理而成。先生于2022年3月和2023年2月在经方实战交流微信群中先后为中医医生讲解了康治本和康平本《伤寒论》的条文药证与方证，条文药证的易用性、实用性、有效性均引起医生同行的巨大反响，培养了广大医生学习经方的浓厚兴趣。2022年和2023年先生先后应邀在中华中医药学会主办的"全国经方实战论坛"上做了关于《伤寒论》条文药证临床运用的主旨演讲；在"世界中联肿瘤外治法专业委员会第十届国际学术年会"上做了关于晚期恶性肿瘤的经方治疗体会的主旨演讲。

　　邓志刚先生长期致力于《伤寒论》方证药证临床实践与学术传播，亲传弟子众多，包括中医博士、教授等。我也有幸拜入先生门下学习经方，受益匪浅。我和先生一起编写经方带教教材八部。为了传承发展中医经方，应中国医药科技出版社约稿，整理出版先生的《伤寒论》临床讲解和应用方面的中医著作。

　　邓志刚先生之所以选用康平本《伤寒论》来讲解，且着重讲其中仲景原文，有几方面考虑：一是目前各版本《伤寒论》中，仅有康平本《伤寒论》将原文和后人追文及注解分开并标识出来，容易区分原文和追文及注解，利于理解仲景原意。二是从原文中可看出仲景强调症状，简明扼要，没有玄妙理论，"观其脉证，知犯何逆，随证治之"。三是仲景的六经中的三阴三阳，并非是经络之三阴经三阳经的概念，仅是借用了三阴三阳六病概念而已，以免与注解混淆。

　　书中的条文药证是邓志刚先生多年学习《伤寒论》，并于临床中实践而总结出的可靠药证，这是先生宝贵临床经验的浓缩。学习好这些药证可以更加精准地理解条文原意、条文中隐藏的症状、经方方剂中每味药物的使用含义，加深对六经及方证的理解，并非忽略六经及方证。我通过学习先生条文药证后，对条文原意、条文隐藏的症状、经方中药物的理解更加深刻，临床中常常将症状与药证——对应思考，结合六经来辨证，常能轻易选出最佳经方，运用于临床，每每获得良效。因此书中的药证是最有临床价值的内容，为此每节条文后特意附上条文中药证，以"药证提示"的方式单独列出本条药证的重点内容［非全部内容，欲知药证全部内容，详见中国医药科技出版社即将出版的姊妹篇《伤寒论经方药证对应——临床快速精准选方技巧》(暂定名)］。

初读此书时，读者也许会对书中的部分提法感到诧异：比如先生认为阳即津液，三阳即为津液的逐渐变化，太阳津液充足，少阳津液更少，阳明津液已严重损伤；三阴更多为体能的衰减，三阴同样也可有如三阳的津液变化。再比如干姜生津液，甘草固护津液，甘草干姜汤用于咽中干等局部津液的缺乏等。先生如此讲解并非为标新立异，仅为理解《伤寒论》条文及临床使用经方服务。先生常说"为天下百姓解除病痛才是第一要务"。这些宝贵见解是先生一生学习《伤寒论》和临床运用经方的经验总结，极其珍贵。相信读者读完此书会眼前一亮，爱不释手。

此书虽与先生授课录音反复校对，错漏之处在所难免，欢迎广大读者朋友批评指正。

任世彬

2023 年 12 月 2 日于成都

目 录

辨太阳病

辨太阳病 结胸

辨阳明病

辨少阳病

辨太阴病

辨少阴病

辨厥阴病

辨厥阴病　霍乱

辨阴阳易瘥后劳复病

写在前面的话

　　学习仲景伤寒，理解仲景原意，掌握方证药证，追求卓越疗效，这是我们一起学习《伤寒论》的初衷，也是我们追求的目标。

　　下面，我与大家开始一起学习《伤寒论》条文中的药证与方证，解读医圣张仲景的原意，希望在临床上能更加精准地治疗患者的疾病。

　　《伤寒论》有多个版本，其中康平本最大限度地保留了《伤寒论》的原貌，它有原序、伤寒例，没有平脉法、辨脉法，也没有四时八节、二十四节气。在版面上，排版主要有三种格式：一种是顶格书写的，多数医家认为这是仲景的原文；然后是退一格书写的；还有退两格书写的。

　　我们主要学习康平本《伤寒论》中顶格书写格式的条文，因为多数医家认为，不管从文笔或条理上均能够看出，这应该是仲景的原文。我们把条文后面的注解去掉，在学习中尽量不去解释注解的内容和后世加的内容，使用接近仲景原意的条文来学习《伤寒论》，后面不再重复解释这个问题。

　　首先一起学习"辨太阳病"，当然康平本上写的是"辨大阳病"，我们读的时候直接说"太阳病"，还有后面的"大阴病"直接说"太阴病"，"回逆汤"直接说"四逆汤"，"玄武汤"直接说"真武汤"等，不再重复说明。

　　我们讲康平本《伤寒论》条文的时候，按照宋本《伤寒论》的条数加以标注，方便大家查找原文。

辨
太
阳
病

太阳病提纲证

【原文】 太阳之为病，脉浮，头项强痛而恶寒。（1）

【解读】 这一条是太阳病的提纲证，就是说太阳病，脉是浮的，有头项强痛，还有恶寒。

这个提纲证只是大概勾勒了一个太阳病的轮廓，不是说所有的太阳病都一定会脉浮，或者有头项强痛，或者恶寒。比如桂枝麻黄各半汤证，虽没有头痛、项强，但亦属太阳病。

中风

【原文】 太阳病，发热，汗出，恶风，脉缓者，名为中风。（2）

【解读】 这一条，说的是太阳病，发热，有汗出，还有怕风（恶风），特别提到了"脉缓"，"名为中风"的"中风"，并不是我们平时临床上所说的中风或中风后遗症之类的脑血管病，它指的是太阳中风。

从这些症状描述，可以看出它是桂枝汤证。此处的"发热，汗出"是桂枝证，"恶风"也是桂枝证。

脉缓与脉紧是相对应的，脉紧是脉比较硬、比较充盈，脉缓没有这么充盈，它更柔和一点。也就是说，太阳中风与伤寒是对应的，这一条就是一个太阳中风证，是桂枝汤证。

【药证提示】 桂枝证：①汗出；②恶风。

伤寒

【原文】 太阳病，或已发热，或未发热，必恶寒，体痛，呕逆，脉阴阳俱紧者，名曰伤寒。（3）

【解读】 这一条是说，太阳病不管已经发热还是没有发热，他一定有恶寒，有体痛，有的还有呕逆（有些感冒患者常伴恶心呕吐症状）。脉象是"阴阳俱紧"，这里的"阴阳"两字，不同医家有不同的解释，我认同轻取重按都很紧的脉象即为阴阳俱紧脉这一说法。

这一条的重点在于，无论是否发热，必有恶寒，恶寒是很重的，也就是说外证很重。还有一点是体痛（身体疼痛）。而且摸脉的时候，脉象搭手即来，无论轻取或重按，脉都是很充盈、很紧的。这就是伤寒。其实就是一个麻黄汤证。

这里的"体痛"，涉及一个药证——麻黄证，麻黄有止痛的作用，无论头痛、身体痛、骨节疼痛，都是麻黄证。

脉阴阳俱紧，是说脉管很充盈，换句话说就是津液非常充足。津液充足，但是毛孔没有打开，条文中没有写汗出，而第2条写有"汗出，恶风"。这一条中的"或已发热，或未发热，必恶寒"，指的是发热恶寒和未发热而恶寒。伴有体痛，这就是表证。体表的津液比较充足，毛孔没有打开，津液没有外泄释放出去，所以脉阴阳是俱紧的，此时应用麻黄汤。

麻黄汤中的麻黄，除了有止痛的药证外，还可以开表，即将毛孔打开，本条正是麻黄汤证。

讲到这里，很多人也许会想：康平本把第1～3条放在一起，是不是太阳病就分为中风和伤寒两种？

很多人都会这样认为。我认为，前面讲了一个大概的太阳病提纲证，后面仅列举了太阳病的两种情况，并不是说太阳病只有中风和伤寒。而且中风一般称为太阳中风，但伤寒在仲景条文中没有称作太阳伤寒。其实太阳中风，指的是桂枝汤证；而伤寒指的是麻黄汤证，症见脉阴阳俱紧，体痛，头痛，骨节疼痛。

如果太阳病只分为太阳中风和伤寒两种的话，那身必痒的桂枝麻黄各半汤证，难道不是太阳病吗？所以说大家可以去理解一下，不是说太阳病就只有太阳中风和伤寒，还有其他太阳病，这里只是列举了两个方证而已。

【药证提示】 麻黄证：①痛（头痛、体痛、骨节痛）；②开表（打开毛孔）。

温病

【原文】 太阳病，发热而渴，不恶寒者，为温病。若发汗已，身灼热者，名风温。

风温为病，脉阴阳俱浮，自汗出，身重，多眠睡，鼻息必鼾，语言难出。

若被下者，小便不利，直视失溲。若被火者，微发黄色，剧则如惊痫，时瘛疭，若火熏之，一逆尚引日，再逆促命期。（6）

【解读】 这一条，康平本也是顶格模式的。内容比较繁多，没有给出具体的治疗方案。

"太阳病，发热而渴，不恶寒者，为温病"：冠之为"太阳病"，其实从症状上来看，不属于太阳病。"发热而渴"的"渴"，仲景用"渴"指代阳明病。重点是接下来的"不恶寒者"，此处是不怕冷的意思，条文直接说这就是温病。其实这里是为了与太阳病进行鉴别，它并不是真正的太阳病。貌似太阳病，有发热，但不是太阳病，因为有口渴的症状，而且不恶寒，相当于阳明病，"身灼热"也属于阳明病的表现。这一条跟白虎汤证的条文很接近。

所有这些症状表示津液已经很匮乏了，不是比较匮乏，少阳证才是比较匮乏。津液很匮乏，如果再用下法，津液就会更加缺失而出现小便不利，甚至没有小便。"小便不利"，即小便不顺畅，或涩痛、色黄等。"直视失溲"，"直视"即眼睛直勾勾的，不伶俐，呆滞；"失溲"，指憋不住大小便，想小便的时候排出不顺畅，而不想小便的时候反而不由自主地排出。

"若被火者，微发黄色，剧则如惊痫，时瘛疭〔chì zòng〕"：如果再用火疗，皮肤便会发黄，这是血气流溢所致的萎黄，严重者会惊悸，发癫痫，手足抽搐。

"若火熏之，一逆尚引日，再逆促命期"：古代的医生喜欢用火熏、干烤、熏蒸之法，如此会导致津液完全丧失，所以说会促命期，导致死亡。

这一条，我们重点掌握这种情况不是太阳病，已经属于阳明病了，津液非常匮乏，一定要谨慎地治疗。三阳合病的白虎汤证跟这个条文的很多症状是相似的，根据我的理解，此时应该可以用白虎汤。

桂枝汤

【原文】 太阳中风，脉阳浮而阴弱，（阳浮者，热自发，阴弱者，汗自出）啬啬恶寒，淅淅恶风，翕翕发热，鼻鸣干呕者，桂枝汤主之。（12）

桂枝汤方

桂枝（去皮）三两　芍药三两　甘草（炙）二两　生姜（切）三两　大枣（擘）十二枚

上五味，㕮咀三味，以水七升，微火煮，取三升，去滓，适寒温，服一升。服已须臾，啜热稀粥一升余，以助药力。温覆令一时许，遍身漐漐微似有汗者益佳，不可令如水流离，病必不除。若一服汗出病瘥，停后服，不必尽剂，若不汗，更服依前法，又不汗，后服小促其间，半日许，令三服尽，若病重者，一日一夜服，周时观之。

服一剂尽，病证犹在者，更作服，若汗不出，乃服之二三剂，禁生冷黏滑、肉面五辛、酒酪臭恶等物。

【解读】 这一条中"阳浮者，热自发，阴弱者，汗自出"，是解释性的内容，应该不是仲景的原文，所以我不会重点解读这些内容，以后再遇到类似情况，也是类似处理。

我们看看桂枝汤的药物组成：桂枝三两（去皮），芍药三两，甘草二两（炙），生姜三两（切），大枣十二枚（掰开）。

上面五味药，用水七升，微火煮取三升，去渣，适寒温，服一升，服已须臾，然后喝热粥一升余以助药力，并盖被，过一两个小时，重点是以遍身漐漐微似有汗为佳，一定不能大汗淋漓！这里明确指出：如果如水流离、大汗淋漓，病是好不了的。

如果服一次汗出病瘥（好了），后面就不用服了，不必尽剂。如果不出汗，再依照前面的方法，服药后喝一点热粥，覆被以达全身微微汗出。如果喝了两次还不出汗，就要服三服。如果病重则日夜连续用药，密切观察病情变化。也就是说，如果服了一剂之后，病还没有好，就"更作服"（还要服用），如汗不出，则一共要服两三剂。

一定要注意忌食生冷、黏滑之品，忌食肉面、五辛、酒酪以及恶臭之物。我在临床上，对患者饮食禁忌还是有要求的，因为凡是病体抗邪之时，对胃中津液都是有损伤的，所以要注意将息胃气。适当的营养还是需要的，但不要吃太多。

桂枝汤的服法非常重要。服药之后，即使不喝热稀粥，只是喝一点温水，再盖上被子，对发微汗都是很有帮助的。

阳浮阴弱是什么意思？即轻按脉浮，轻取即得，重按脉很弱，不是很充盈。对应的脉象，我的理解就是脉浮缓。轻按则浮，脉浮即阳浮。阴弱即重按偏弱一点。什么是脉缓？"缓"是与"紧"对应的。

对《伤寒论》所述脉象的理解，不要过于玄化。临床上，诊脉的时候，轻取，一按脉就有了，这就属于浮脉，即阳浮；重按，往下压一点，感觉脉比较弱，不是很充盈，就是阴弱。阳则轻取，阴则重按。你也可以理解为阴阳的阴，当然我不赞成用《内经》思维来解读。按照阴阳的阴来解释，其实也讲得通。为什么呢？阴就是阴血，阴血弱肯定脉就不充盈。这个脉是很好理解的。

在第 12 条的药物组成中，桂枝三两，芍药三两，二者是等量的。

这里涉及药证。桂枝，在这里的第一个作用就是治疗"淅淅恶风"，还有"啬啬恶寒"，桂枝也有治疗作用，特别是恶风是绝对的桂枝证。轻微的头痛桂枝是有治疗作用的；但很剧烈的头痛（太阳病头痛），一定要用麻黄，桂枝不够。汗出、怕冷（畏寒）都是桂枝证。

这里的芍药是生长血气的，也就是"益阴"，用临床通俗的解读就是补充阴液、阴血。

条文里的"鼻鸣干呕"："干呕"是生姜证；"鼻鸣"有可能是生姜证，也可能是桂枝和生姜一起的药证。

在临床上，桂枝汤对鼻鸣干呕、啬啬恶寒、淅淅恶风是有效的。

【原文】 太阳病，头痛，发热，汗出，恶风者，桂枝汤主之。（13）

【解读】 这一条直接列出桂枝汤的症状：太阳病，有头痛，有发热，重点是还有汗出且恶风。

刚才我们已经把桂枝汤分解了一下，主要的药物有桂枝、芍药、生姜。这里的头痛（轻微的头痛）是桂枝证，汗出是桂枝证，恶风也是桂枝证，所以有汗出、头痛、恶风的，这种情况就要用桂枝汤。

【药证提示】

（1）桂枝证：①汗出；②恶风；③轻微头痛（剧烈的头痛，一定要用麻黄，桂枝不够）。

（2）芍药证：生长血气（益阴：补充阴液、阴血）。

（3）生姜证：干呕。

桂枝加葛根汤

【原文】 太阳病，项背强几几，反汗出恶风者，桂枝加葛根汤主之。（14）

桂枝加葛根汤方

葛根四两　芍药二两　生姜（切）三两　甘草（炙）二两　大枣（擘）十二枚　桂枝二两

上六味，以水一斗，先煮葛根，减二升，去白沫，内诸药，煮取三升，去滓。温服一升，覆取微似汗，不须啜粥，余如桂枝法将息及禁忌。

（编者按：葛根四两，宋本《伤寒论》后有"麻黄三两，去节"。）

【解读】 第 14 条，"太阳病，项背强几几"："项背强几几"，就是项背僵硬，很强［jiàng］，像雏鸟想飞又飞不起来的感觉，即振翅欲飞又飞不起来的这种状态。

"反汗出恶风者，桂枝加葛根汤主之"的"反"是什么意思？其实这是跟葛根汤进行对比的条文。葛根汤证也是项背强几几，是不出汗的。第 14 条的桂枝加葛根汤证是反而有汗出的，所以说这里是"反汗出恶风者"，这是我的理解。

桂枝加葛根汤的组成：葛根四两，桂枝二两，芍药二两，炙甘草二两，大枣十二枚，生姜三两。

服法（这里的斗和升都是古代计量单位）：上六味，用水一斗，先煮葛根。大家用桂枝加葛根汤时要记住：葛根要先煮，煮减掉两升（大概减掉400ml）的时候，去沫，再把其他药放进去，最后煮到只剩三升，大概 600ml 的时候，去渣。温服一升（约 200ml），一般一次服用 150～200ml 即可。也就是说，一斗水煮成三升，温服大概 200ml 的药液。

一定要"覆取微似汗"，同样要盖上被子，也是取微汗。此时就不需要啜粥了（不需要喝热粥）。其他的将息法跟桂枝汤是一样的：不要受凉，不要吃恶臭、生冷之物。凡用桂枝法，大家要记住这个将息法。

桂枝加葛根汤的药证：桂枝汤已经讲了，特别讲一下葛根的药证，葛根在这里的药证就是项背强。葛根还有一个药证，在葛根汤中，它不但有项背强的药证，还有把人体充斥在皮肤下的津液向上、向体表提升的作用。我们后面讲葛根汤的时候，再重点解释。

汗出恶风是桂枝汤证，加了"项背强几几"，就用葛根四两，按照一两15g 计算，四两就是 60g。当然具体一两折算多少，大家根据临床效果来判断，我们这里不作刻板的引导。即使用仲景的量，一两算 15g，其实你一服（喝一次）喝了多少，又是另外的概念。

首次服用多少对方药的作用是非常重要的。比如桂枝加葛根汤，煮取成三升，第一次温服一升，一两折算为 15g，分三服，煮取三升，只服一升，其实第一次喝下去的葛根就相当于一次喝了 20g。临床上，不要开很大的量，重点计算一服（喝一次）的量是多少，这点我只能说到这里，不能过多地引导大家，或者说误导大家用多大的剂量。

如上所述，第一服（喝第一次汤药）的时候，喝的剂量是非常重要的。一般来说，只要辨证准确、方证对应，服用一次药患者都会有改变。因为服用一次药，就改变了机体的状态，这是我临床实践总结的结论，不仅仅是理论推测。在临床上，患者复诊的时候，我都会追问患者喝了一次药之后有哪些反应。

【药证提示】 葛根证：①项背强；②将津液从皮肤下往体表（或从下往上）提升的作用。

桂枝汤

【原文】 太阳病，下之后，其气上冲者，可与桂枝汤（方用前法）㊟若不上冲者，不可与之。（15）

【解读】 这一条，太阳病用了下法后，出现了气上冲的状况，仲景告诉我们可以用桂枝汤，但不是一定要用桂枝汤，仲景说的是"可与桂枝汤"，而不是"桂枝汤主之"。"桂枝汤主之"就是直接用桂枝汤；"可与桂枝汤"是根据患者的具体状况，可以用桂枝汤，也有可能用桂枝加桂汤。

本条文从字面上很好理解，就是太阳病用了下法，出现了气上冲，我们就可以用桂枝汤。

这里我们学习到桂枝的另外一个药证——可以治气上冲，即可以平冲。

【原文】 太阳病三日，已发汗，若吐，若下，若温针，仍不解者，此为坏病㊟桂枝不中与之也。观其脉证，知犯何逆，随证治之。

桂枝本为解肌，其人脉浮紧，发热汗不出者，不可与之也。常须识此，勿令误也。（16）

【解读】 这一条，按照我的理解，其实就看内容，"太阳病三日，已发汗，若吐，若下，若温针，仍不解者，此为坏病"，条文到这里就应该结束了。

条文中指出，太阳病已经三日了。"三日"是一个大概的数据，不一定刚好太阳病三天，也可能四五天或一两天。用了汗法、吐法、下法，最后还用了温针，都没有好，这种情况就是坏病。坏病是什么意思？

坏病并不是说太阳病三日，通过汗、吐、下、温针法治疗，这个病就治不了了，成了坏病。坏病是指患者的津液被损伤得差不多了，津液快要耗尽。在临床上，来了一个太阳病患者，别人用了发汗、吐法、下法，又用了温针，那我们就不治了吗？不能这样理解。我们要明白，坏病就是津液受到损伤，那么治法就要有所改变。

下面直接写了注："桂枝不中与之也。"为什么呢？因为津液已严重损伤，这时候就不是桂枝汤的方证了，桂枝汤不可能把津液补充起来，津液基本上损伤殆尽，所以桂枝不中与之。

"观其脉证，知犯何逆，随证治之"：这应该不是仲景的原文。仲景的原文都是把症状列出来，后面写用什么方法，直接用什么方，或把病名、症状罗列出来，跟你说这个是坏病，就像第16条前半段一样很简洁地告诉你，这种情况是津液损伤得太厉害了，就是坏病。但是这几个字也是很有道理的，特别是随证治之，我是非常推崇的。根据症状反应，辨药证、方证，经方治疗疾病就是要随证治之。当然"观其脉证，知犯何逆"其实也是要追求症状和脉象。最重要的还是随证治之，即根据症状的状态，选择合适的经方。

"桂枝本为解肌，其人脉浮紧，发热汗不出者，不可与之也。常须识此，勿令误也"：我认为这不是仲景的原文，但还是大概讲解一下。"脉浮紧"：脉不但浮而且还紧，脉紧就是说脉管很充盈。"发热汗不出"：毛孔是闭塞的，这是麻黄汤证，不可能用桂枝汤。这一句我之所以判断它不是仲景说的，是因为前面已经说了麻黄汤证，仲景不会在这里把麻黄汤拿出来再重复一遍，特别提醒你不要用桂枝汤。

【药证提示】桂枝证：气上冲（平冲）。

桂枝加附子汤

【原文】 太阳病，发汗，遂漏不止，其人恶风，小便难，四肢微急，难以屈伸者，桂枝加附子汤主之。（20）

桂枝加附子汤方

桂枝（去皮）三两　芍药三两　甘草（炙）三两　生姜（切）三两　大枣（擘）十二枚　附子（炮，去皮，破八片）一枚

上六味，以水七升，煮取三升，去滓，温服一升㊟本云桂枝汤，今加附子。例将息如前法。

【解读】 这一条，字面意思很好理解。太阳病，发汗之后，汗出不止，有恶风，还有小便难。为什么小便难？因为发汗已丢失了一些津液，之后"遂漏不止"，即不停地出汗，津液都跑掉了，小便肯定就少了，所以出现小便难。大家要正确理解这里的小便难，不是尿频尿急，而是因为津液匮乏而见小便难（尿少了）。

"四肢微急，难以屈伸者"：为什么四肢微急？津液匮乏就会导致四肢微急，即四肢缺乏津液的濡养，难以屈伸，活动不利索。此时应该还有一定的疼痛才会难以屈伸。

这种情况，就用桂枝加附子汤。

解读这一条时，桂枝汤不再赘述，方中加了附子，这个附子在这里到底起什么作用？它的药证是什么？

在学习《伤寒论》过程中，我看到很多医生都认为本方中附子的作用是治疗"遂漏不止"（汗出不止），他们认为是因"遂漏不止"才用的桂枝加附子汤。包括许叔微老先生的《伤寒九十论》中，有患者汗出不止，单服附子，再艾灸膻中穴，汗仍然没有止住。许叔微老先生也认为，附子的药证是治疗汗出不止。

从条文中可以推断出，止汗不是附子的药证，而是桂枝的药证。这里的附子主要是治疗四肢微急，难以屈伸，这是附子证。

你看众多有汗出的条文，选方都选的是桂枝剂，为什么在这里用的是桂

枝加附子汤？为什么加附子？从条文中可以看出，本条多了"四肢微急，难以屈伸"这个症状，其实这就是附子证。

再结合第 175 条、388 条、390 条：甘草附子汤，或四逆汤，都有疼痛、屈伸不利，或四肢微急、四肢拘急这些症状，这些方中都有附子，更加佐证了附子证。附子对疼痛、屈伸不利，或四肢拘急、四肢微急等症有很好的治疗作用，这是我的理解，在临床上也是这样用的。

【药证提示】

（1）桂枝证：汗出。

（2）附子证：①疼痛；②屈伸不利，四肢拘急。

桂枝去芍药汤

【原文】 太阳病，下之后，脉促胸满者，桂枝去芍药汤主之。（21）

桂枝去芍药汤方

桂枝（去皮）三两　甘草（炙）二两　生姜（切）三两　大枣（擘）十二枚

上四味，以水七升，煮取三升，去滓，温服一升注 本云桂枝汤，今去芍药。例将息如前法。

【解读】 这一条是说太阳病用下法之后，出现了胸满的症状，脉是促的，此时用桂枝去芍药汤来治疗。

桂枝去芍药汤的组成：桂枝三两，炙甘草二两，生姜三两，大枣十二枚。

我们可以看出，仲景治疗脉促胸满的时候，桂枝汤是不用芍药的，这是他的用药习惯。这种用药方式已有临床验证，用桂枝汤治疗脉促胸满时，病情无好转，然后用桂枝去芍药汤，病情就会好转。所以，我们在临床上碰到脉促胸满的患者，使用带桂枝的处方时，不用芍药。不单是桂枝去芍药汤，带桂枝不带芍药的方都可以使用，比如桂枝甘草汤治疗胸满也是有效的。

这里的"胸满"很好理解，关于"脉促"，不同的医家有不同的解释，脉象是医生自己的感受。就我的理解而言，促脉跟后面的条文中所述脉象（脉微）是相对的，其跟脉微比起来相对有力，脉微是无力的。也有人说促脉是

"蝌蚪脉"，在寸脉处能够轻易摸到脉，寸以下即沉，像蝌蚪一样，头大尾小。

桂枝去芍药加附子汤

【原文】 若微恶寒者，桂枝去芍药加附子汤主之。（22）

桂枝去芍药加附子汤方

桂枝（去皮）二两 甘草（炙）二两 生姜（切）三两 大枣（擘）十二枚 附子（炮，去皮，破八片）一枚

上五味，以水七升，煮取三升，去滓，温服一升㊟本云桂枝汤，今去芍药，加附子。例将息如前法。

【解读】 这一条要跟上一条（第21条）结合起来一起看。

第21条：太阳病，下之后，脉促胸满者，桂枝去芍药汤主之。

第22条：若微恶寒者，桂枝去芍药加附子汤主之。这一条很多人无法理解，为什么呢？

有脉促胸满的是桂枝去芍药汤主之，第22条同样也有胸满症状，此处写到"若微恶寒者"，就要加附子，这是怎么回事？难道桂枝去芍药汤就不恶寒吗？并非如此，他也是有恶寒症状的，也有桂枝证。有医家这样建议，他认为此处有漏字，即"若微恶寒者"的"若微"应该是"若脉微"，加了一个"脉"字。也就是说，"若脉微恶寒者，桂枝去芍药加附子汤主之"，这样我们就很好理解了。

第21条中的脉象是促脉，脉相对有力，在寸脉处有力，关脉和尺脉比较弱小，也就是"蝌蚪脉"。

第22条方中加了附子，就是用于治疗脉微。

第21条是脉促、恶寒、胸满者；第22条是脉微、恶寒、胸满者。后面的条文中我们会讲到，附子有一个药证是脉微，可以将附子理解为少阴病药物，对应脉微这个药证。

这一条可以理解为：人体机能状态很差时，常常会出现脉微，若兼有恶寒、胸满，就可以用桂枝去芍药加附子汤主之。

特别强调两个药证：桂枝证，不但有汗出、恶风，还有胸闷、脉促胸满，

即胸满、胸闷亦是桂枝证。我们用带桂枝的经方治疗胸闷、胸满时，最好不要用芍药，就用桂枝去芍药汤。

附子证：脉微。附子证还有四肢微急，难以屈伸，主痛证，这在第20条中已有讲解。

【药证提示】

（1）桂枝证：①汗出；②恶风；③胸闷、胸满（带桂枝的经方治疗胸闷、胸满，最好不用芍药）。

（2）附子证：①脉微；②四肢微急，难以屈伸；③痛证。

桂枝麻黄各半汤

【原文】 太阳病，得之八九日，如疟状，发热恶寒，热多寒少，其人不呕，清便欲自可，一日二三度发[注]脉微缓者，为欲愈也，脉微而恶寒者，此阴阳俱虚，不可更发汗、更下、更吐也；面色反有热色者，未欲解也。[经]以其不能得少汗出，身必痒，宜桂枝麻黄各半汤。（23）

桂枝麻黄各半汤方

桂枝（去皮）一两十六铢　芍药　生姜（切）　甘草（炙）　麻黄（去节）各一两　大枣（擘）四枚　杏仁（汤积，去皮尖及两仁者）二十四枚

上七味，以水五升，先煮麻黄一两沸，去上沫，内诸药，煮取一升八合，去滓，温服六合[注]本云，桂枝汤三合，麻黄汤三合，并为六合，顿服。[例]将息如上法。

【解读】 前面讲过，太阳病不只有太阳中风和伤寒这两种情况，仲景只是将两种情况（桂枝汤证和麻黄汤证）罗列了出来。第23条的桂枝麻黄各半汤证也是太阳病的一种情况，它没有剧烈的头痛，也没有特别讲有很多汗出，特点就是身必痒。身必痒，这种情况用桂枝麻黄各半汤，这是第23条的重点。

条文中说，得了太阳病八九天之后，如疟状（像疟疾一样），一会儿热一会儿冷，还有发热又恶寒的情况。

"热多寒少"："热多"，这里可以理解为汗出的情况多一点。因为古人看

到出汗就认为是热，所以这里的"热多"就是出汗这种情况多一点。换句话说，就是桂枝汤证的状况多一点。"寒少"，就是麻黄汤证少一点。"热多寒少"说的就是恶寒的情况少一点，出汗的情况多一点。

"其人不呕"：这里的"不呕"是指没有少阳证的情况，仲景说"不呕"代表无少阳证（"不渴"一般代表无阳明证）。

"清便欲自可"：这是告诉大家无阳明证。清便欲自可，是指没有胃家实，没有大便干燥、排便困难这些表现，大小便都正常，所以这里是无阳明证的。

无少阳证，又无阳明证，一天发作两三次，还有身上发痒，这种情况治以桂枝麻黄各半汤。为什么用桂枝麻黄各半汤？

桂枝麻黄各半汤中，桂枝一两十六株，麻黄只有一两，更加印证了热多寒少，即汗出的状况多一点，恶寒的情况少一点。

由这一条引出麻黄的另外一个药证。前面讲过麻黄药证有恶寒、疼痛（头痛、体痛、骨节疼痛）。这里麻黄还有一个药证就是痒，痒相当于没有痛那么严重，其实也归在痛的概念下，即小痛相当于痒。比如被小蚊虫叮咬一下会有点痒，这是比较小的一种痛。蚊虫、跳蚤咬你的皮肤，皮肤也是有损伤的，应该会痛，但伤口太小，所以像有点痒的感觉。如果被一条狗咬了一下，这个损伤比较大，就不是痒，而是痛了。这样其实是打个比喻来形象地理解，就是说小痛跟痒相似，跟麻黄证可以对应。麻黄的药证是可以用于止痛的，那么有一点点痛仍然是麻黄证，所以麻黄还可以用于止痒。

这一条中的"以其不能得少汗出"，宋本《伤寒论》说的是"以其不能得小汗出"，不管是"少汗出"还是"小汗出"，都是说没怎么出汗，所以会"身必痒"。一部分毛孔是打开的，一部分毛孔是没有畅快地打开的，所以就会出现身必痒。本条文中用的治疗方案是桂枝麻黄各半汤，颠覆了我们以前的老观点，老观点是有汗桂枝汤，无汗麻黄汤。从这条我们学习到，不能单纯用有汗、无汗来决定麻黄和桂枝的用法。为什么呢？

这里的桂枝麻黄各半汤，不管有汗、无汗都可以用。因为部分位置汗出不畅，小剂量的麻黄汤可以小发汗，而小剂量的桂枝汤可以防止汗出太多。还有比如桂枝二越婢一汤，或桂枝二麻黄一汤，都不能纯粹以有汗、无汗来作为用方的选择标准，还是要根据具体的症状来选择方药，这就是身必痒要用桂枝麻黄各半汤的原因。

关于痒症的经方选择，要记住麻黄有痒的药证，但不一定出现痒就一定用桂枝麻黄各半汤。用桂枝二越婢一汤有没有效？肯定有效。用麻杏苡甘汤有没有效？肯定也有效。麻杏苡甘汤治疗皮肤瘙痒，疗效不错，我在临床上经常用。

【药证提示】 麻黄证：①恶寒；②疼痛；③皮肤痒（小痛）。

桂枝汤，桂枝二麻黄一汤

【原文】 太阳病，初服桂枝汤，反烦不解者，先刺（风池、风府），却以桂枝汤则愈。（24）

【解读】 这一条中加了括号，即先刺（风池、风府），这句在原文里面没有写哪个穴位，只写了先刺。

太阳病，服用桂枝汤。初服，即刚刚服用，直接服用桂枝汤没好，反而烦，病不解，就用针刺的方法（刺风池、风府穴），然后再用桂枝汤则疾病痊愈。

一般来说，服用桂枝汤不会出现反而很烦躁的这种状况，若服用桂枝汤后出现烦躁，仲景教你先用刺血的方法，再用桂枝汤就好了。

本条的症状描述：热不解而烦躁，反而有点像大青龙汤证。我们在治疗一些新型冠状病毒感染（以下简称新冠）患者时，也用到大青龙汤。凡是患者用了退热药没有退热，反而烦躁的，我们就用的是大青龙汤。在临床上如果我们遇到第24条这种情况，是不是可以小小地试一下大青龙汤？我觉得是可以的。有烦躁的症状，就可以用石膏。

【原文】 服桂枝汤，大汗出，脉洪大者，与桂枝汤，如前法。若形如疟，一日再发者，汗出必解，宜桂枝二麻黄一汤。（25）

桂枝二麻黄一汤方

桂枝（去皮）一两十六铢 芍药一两六铢 麻黄（去节）十六铢 生姜（切）一两十六铢 杏仁（去皮尖）十六铢 甘草（炙）一两二铢 大枣（擘）五枚

上七味，以水五升，先煮麻黄一二沸，去上沫，内诸药，煮取二升，去滓，温服一升，日再服㊟本云，桂枝汤二分，麻黄汤一分，合为二升，分再服。今合为方。例将息如上法。

【解读】 第25条中"服桂枝汤，大汗出，脉洪大者，与桂枝汤，如前法"，这是怎么回事？

因为服用桂枝汤是不能够大汗淋漓的。大汗出则该病是没有解的，只有微汗出，病才会随汗而解。所以需要重新服用桂枝汤，然后喝一点热粥，盖上被子，微微汗出，如前法即是这个意思。

"若形如疟，一日再发者，汗出必解，宜桂枝二麻黄一汤"：表现类似疟疾一样，定时发寒热。"一日再发"就是一天发两次。汗出必解，就用桂枝二麻黄一汤。为什么用桂枝二麻黄一汤，怎么不用桂枝麻黄各半汤？

因为这条中没有痒的表现，前面讲过痒是桂枝麻黄各半汤的重点指征。

这一条中，桂枝一两十六株，麻黄只有十六株，连一两都不到。桂枝麻黄各半汤中的麻黄是一两，此处麻黄量更小了。

我们讲第24、25条的时候，是将两条放在一起讲的，因为有前后的连贯性，包括第26条，这三条都是有连贯性的。

白虎加人参汤

【原文】 服桂枝汤，大汗出后，大烦渴不解，脉洪大者，白虎加人参汤主之。（26）

【解读】 这条是说，服桂枝汤，出了大汗之后，出现了大烦渴不减、脉洪大的情况，就用白虎加人参汤。

上一条（第25条）同样是服用桂枝汤之后大汗出，也是脉洪大，为什么不用白虎加人参汤？

第25条中，服用桂枝汤是不应该大汗淋漓的，要达到微汗出，病邪才会随微汗而解。因为服用后大汗淋漓，所以就要重新再服桂枝汤，如前法。

这里的第26条，同样服用桂枝汤，大汗出，但重点在于此处有烦渴不解，同样脉洪大，这个时候就要用白虎加人参汤。

这里用白虎加人参汤是因为大烦渴不解。阳明病之渴有石膏的药证，石膏是可以止渴的。虽然白虎汤条文里很多都没有提到渴，但是白虎汤里的石膏是有止渴作用的。

普通的渴，加用石膏即可，但烦渴不解，一定要加人参。人参有个药证可以止渴，还有其他的药证，学到后面再讲。

第25、26条，其实都是太阳阳明合病的状况。第25条是太阳经状况比较重一点，所以针对太阳经治疗。因为没有大烦渴，只是服桂枝汤大汗出，脉洪大，脉洪大就是阳明病表现。但有"若形如疟，一日再发者"，就用桂枝二麻黄一汤，这就更加说明此证是以太阳经为主的。这是仲景的合病，只挑一经治疗。第25条主要挑的是太阳经治疗，所以用桂枝二麻黄一汤。若没有一日再发，就直接再与桂枝汤。

第26条，不但脉洪大（这是阳明病的表现），而且大烦渴，所以直接挑阳明经治疗。

综上所述，对于合病，仲景只挑一经治疗，他不会把太阳经的药用进去，又把阳明经的药用进去。如果太阳阳明经的药都用进去，那么就不是合病了，可能是并病。桂枝二麻黄一汤是挑太阳经治疗，白虎加人参汤是挑阳明经治疗，重点治疗病症表现较重的一经，那么轻的就自然而解了。

【药证提示】

（1）石膏证：阳明渴。

（2）人参证：烦渴不解。

（3）知母证：口舌干燥。

桂枝二越婢一汤

【原文】 太阳病，发热恶寒，热多寒少。脉微弱者（此无阳也），不可大发汗，宜桂枝二越婢一汤。（27）

桂枝二越婢一汤方

桂枝（去皮） 芍药 麻黄 甘草（炙）各十八铢 大枣（擘）四枚 生姜（切）一两二铢 石膏（擘，绵裹）二十四铢上七味，以水五升，煮麻黄一二沸，去上沫，内诸药，煮取二升，去滓，温服一升㊟ 本云，当裁为越婢汤、桂枝汤，合之饮一升。今合为一方，桂枝汤二分，越婢汤一分。

【解读】 发热恶寒，热多寒少：热多寒少是什么意思？热多就是汗出多一点，即桂枝证多一点；寒少就是麻黄证少一点。

脉微弱者：反映的是，相对而言，患者津液少一点，所以摸脉的时候比较弱。但这里的脉微不是附子证，跟少阴的脉微是不一样的。因为前面讲述"发热恶寒，热多寒少"，后面是"脉微弱"，这里指的是津液稍微弱一点。后面的注释为"此无阳也"，"此无阳"的"阳"指的就是津液，是津液匮乏的意思，这一点我是这样理解的。

不可大发汗：宋本里面是"不可发汗"，这里的"不可大发汗"说得更准确一点。为什么呢？不可以猛烈地发汗，所以适合用桂枝二越婢一汤。这样比较好理解。

为什么"热多寒少"？为什么"脉微弱"？就是因为汗出稍微偏多，津液比较匮乏，脉就比较弱，所以这种情况要用桂枝二越婢一汤。

本来第27条和28条是连在一起的，但是我们还是分开来学习条文中的方剂。

桂枝二越婢一汤：顾名思义，就是桂枝汤两份、越婢汤一份，组成的一个方剂。

桂枝汤是桂枝三两、芍药三两，两份，那么桂枝的量是2/3乘以三两，就是二两；芍药的量也是三两乘以2/3，就是二两。

越婢汤中的麻黄是六两，只用一份，越婢汤相当于是1/3，麻黄还是二两。石膏半斤，只取一份，石膏也按照1/3计算，就是二点几两，约等于三两。生姜、大枣、炙甘草两个方里面都有。

这样算下来：桂枝、芍药、麻黄、甘草各十八株，因为这个是小份的，我们刚才的计算，说的是它的比例，就是按照桂枝汤的全量计算，取2/3，即二两桂枝、二两芍药。

越婢汤取1/3，麻黄二两，石膏大概三两。这是缩小的，但比例是没有变的。所以桂枝、麻黄、甘草都是十八株，大枣是四枚，生姜是一两二株，石膏是二十四株，即桂枝、芍药、麻黄和石膏的比例还是符合2∶2∶2∶3。

桂枝二越婢一汤，大家看它的结构：麻黄、桂枝、芍药、生姜、大枣、炙甘草，加一味石膏。跟葛根汤的结构，是不是非常相似？而且与葛根汤的比例也差不多。把石膏换成葛根，基本上就是葛根汤的架子与比例。那么说明，桂枝二越婢一汤和葛根汤，实际上都是一个上解的、微汗的方剂，所以不要因为葛根汤里面有麻黄，就感觉好像稍微有点汗的情况就不敢用了。

桂枝去桂加茯苓白术汤

【原文】 服桂枝汤，或下之，仍头项强痛，翕翕发热，无汗，心下满微痛，小便不利者，桂枝去桂加茯苓白术汤主之。（28）

桂枝去桂加茯苓白术汤方

芍药三两　甘草（炙）二两　生姜（切）　白术　茯苓各三两　大枣（擘）十二枚

上六味，以水八升，煮取三升，去滓，温服一升，小便利则愈注本云桂枝汤，今去桂枝，加茯苓、白术。

【解读】 这一条，我们先从字面上理解条文。伤寒，服用了桂枝汤，或用了下法，仍然头项强痛，提示病是没有解除的，还有翕翕发热。

翕翕发热：就是有一点点发热，像关在屋里一样有一点点发热，不是伴有大汗淋漓的发热。

无汗，心下满微痛：这个"无汗"是发不出汗。用了桂枝汤又用了下法，病却没有解除，仍然头项强痛，还有翕翕发热。但是又发不出来汗，反而心下满而微痛，说明津液已经比较匮乏了，汗没有发出来，反而胃疼、心下满。这种情况表明身体的自然解病功能已经无法从发汗这种渠道来解除疾病了，津液在心下这个位置已经出现相对不足，就会出现疼痛。这点很重要。

临床上，使用发汗药物，如麻黄汤类发了汗，有些人就不想吃饭了，甚至有很多患者服用麻黄汤后出现了胃痛，我在临床上经常碰到。用麻黄汤的时候，发出来一点微汗后，就不要再服用了，如再服就会出现胃痛。

这条明确指出，发汗发不出去，出现了胃痛，心下有点满痛，同时还有小便不利（这里的小便不利，是因为津液匮乏了）。胃痛（心下痛），其实也是津液匮乏的一种表现。这种情况该怎么办？

通过汗解（上解）模式无法解除病邪的时候，机体向你发出信号：心下满，还有点胃痛，同时小便不利。这就告诉你：不能再上解（不能再汗解了），需要下解。这时就要把上解的药物（桂枝）去掉。

在这里用的是桂枝汤，出现了心下满痛，如果用的是含有麻黄的方子，则麻黄肯定也要去掉，因为用桂枝、麻黄发汗后，确实对胃津是有损伤的。

桂枝去桂加茯苓白术汤，就是病邪不能上解之时，则去掉桂枝，再顺应机体解病的趋势，加上茯苓、白术，用下解的模式，则病邪很快解除。因为小便不利是茯苓证，也可以是白术证。头昏是茯苓白术证，它们往往都是在一起合用的。治疗小便不利，在五苓散里面也是茯苓、白术在一起的，当然茯苓的作用更多一点。这个方子，按这样理解就很好掌握。

临床上，大部分患者也许用汗解方式，外感病就好了，但确实有一部分人，估计是津液偏少，通过发汗模式，病不但解不了，还出现胃痛。这时候我们怎么办？该用什么方？

我再强调一下，这种情况我们就不用上解的模式了，去掉上解的桂枝，加上茯苓、白术，用下解的模式，这个病很快就会缓解，很快就会解掉。

说到这里，我们再看这个桂枝去桂加茯苓白术汤，把桂枝去掉后，桂枝、芍药这两味药就只剩下芍药了。芍药对腹痛有好处，对心下满也有治疗作用，芍药本身就有腹痛、腹满的药证，把桂枝去掉就更加彰显了芍药治疗腹痛的作用。

桂枝汤为什么不能治疗腹痛？因为桂枝和芍药在一起用并且等量时，芍药是为了牵制桂枝造成腹痛的副作用。

那么包含桂枝汤的方剂，或其他包含桂枝和芍药两味药物的方剂，又能够止痛是为什么呢？比如桂枝加芍药汤、桂枝加大黄汤，那是因为芍药的量加倍了。只要方中有桂枝又有芍药，要想具有止腹痛的作用，芍药的量就要加倍。如果把桂枝去掉，如桂枝去桂加茯苓白术汤，只留芍药，芍药哪怕只有一两，它都有止痛的作用。

综上所述，本方去掉了上解的桂枝，加茯苓、白术，起到了下解的作用。另外，方中去掉了桂枝，芍药的止痛作用也就非常明显了，"心下满微痛"对应的就是芍药证。

对于心下满，芍药亦有除腹满的作用，比如腹满时痛，桂枝加芍药汤主之。不单是芍药可以治疗腹满，茯苓、白术对心下满也有治疗作用，特别是白术。有些患者心下满的时候，外台茯苓饮（含茯苓、白术）用上去，效果也蛮好的。有时用枳术汤（枳实、白术），对心下满也有很好的疗效，临床上我经常这样用。

【药证提示】
（1）茯苓证：①小便不利；②头晕。
（2）白术证：①小便不利；②头晕；③心下满。
（3）芍药证：①胃胀、胃痛（心下满微痛）；②腹胀、腹痛（腹满、腹痛）。

甘草干姜汤，芍药甘草汤

【原文】 伤寒脉浮，自汗出，小便数，心烦，微恶寒，脚挛急，反与桂枝汤⊙欲攻其表此误也。经得之便厥，咽中干，躁，吐逆者，作甘草干姜汤与之（以复其阳）。

若厥愈足温者，更作芍药甘草汤与之。

若胃气不和，谵语者，小与调胃承气汤。

若重发汗，复加烧针，得之者，回逆汤主之。（29）

甘草干姜汤方
甘草（炙）四两　干姜二两
上二味，以水三升，煮取一升五合，去滓，分温再服。

【解读】 将第29条理解好，对我们学习《伤寒论》非常有帮助，对临床上很多津液变化相关疾病的治疗，确实有非常重要的指导意义。我们先从条文字面上来理解。

伤寒脉浮，提示有外证。再加上自汗出，如同太阳中风桂枝汤证：桂枝汤有脉浮缓，自汗出。小便数，意思是小便频数，流失了大量的津液。

心烦：为什么心烦？因为津液流失了，不仅自汗出，出了很多汗，小便又数，不停地解小便，那么津液就会严重亏损，所以出现了心烦。

微恶寒：这里的微恶寒，一方面，本身他就是伤寒，有表证未去；另一方面，又是自汗出，又是小便数，已经达到心烦的程度，表明津液亏损已经比较严重了。不仅有外证，而且津液亏虚，整个人的体能低下，所以出现恶寒。

脚挛急：这里的脚指的不是脚背、脚趾、脚板，而是整个小腿部位，是说小腿挛急。这其实是典型的津液匮乏的表现。西医学部分观点认为缺钙会导致脚挛急，而中医学认为津液亏损即可导致挛急。

反与桂枝汤：这个反是什么意思？因为有脉浮，自汗出，会想到桂枝汤证，但是不能用桂枝汤。为什么呢？因为前面几条已经说得很清楚了：有津液亏损所致的心烦，有微恶寒，而且出现了小腿挛急，说明此时津液已经匮乏得比较严重了，所以不能用桂枝汤。

使用桂枝汤有一个禁忌：少阳不可汗。这里的少［shǎo］阳指的是津液少了，这里的少阳不要想到小柴胡汤。少阳不可汗是指津液少了，不可以用汗法，所以不能用桂枝汤。少阳（少津气、少津液）了，不能用桂枝汤，所以叫反与桂枝汤。

反用桂枝汤，用错了会怎么样？

得之便厥：你用了便会厥，这里的厥，应该指的是手足逆冷（厥冷）。为什么呢？因为已经津液亏损了，再去发汗，津液亏虚而不能到达四末（四肢末端），所以出现厥冷。

咽中干：也是少阳的一种表现。少阳病提纲证——口苦、咽干、目眩，也有咽干，但并不是说咽干就是小柴胡汤证。口苦可以用小柴胡汤，咽干要用甘草干姜汤，就是要补少［shǎo］阳的津液，少［shǎo］阳就要补津液。

不但咽中干，还躁。这个躁，在宋本《伤寒论》里面是烦躁。这里的烦躁也是津液匮乏的表现，跟前面的小便数、心烦是一样的理解。因为津液匮乏了，人就会烦躁。

吐逆者，作甘草干姜汤与之：这里的吐逆，指的不是呕吐，按照我们对少阳的理解，少阳是津液匮乏的状态，津液缺乏就容易出现痰。结合前面所有症状来看：缺乏津液，你反而用了桂枝汤，得之便厥，咽中干，还有烦躁，那么这里的吐逆者吐的是什么？肯定就是吐痰，因为津液匮乏的状态就会有痰。吐逆在这里就理解为有痰、吐痰，这时就用甘草干姜汤。

甘草干姜汤：炙甘草固护津液，不让津液再流失；干姜补充津液。后面有一句"以复其阳"，虽然不是原文，但说得也很有道理，"作甘草干姜汤与之，以复其阳"，这里的"阳"指的就是津液，"以复其阳"就是恢复津液。

若厥愈足温者，更作芍药甘草汤与之：我刚才说"得之便厥"的"厥"是四肢厥冷，从这一句更加证明了这个厥是厥冷之意，不是昏厥、晕厥。若厥愈足温者：厥冷的状况好了，足温暖了。这里说的是足温者，而不是脚温者，所以刚才说脚挛急的脚要理解为小腿。通常所说的脚板、脚趾这一段就叫足。厥冷好了，最末端这个足温暖了，这种情况下，再用芍药甘草汤。宋本《伤寒论》后面有"其足即伸"，这里没有说，它是什么意思呢？就是服用甘草干姜汤后，不厥冷了，足温了。如果还有脚挛急、脚不得屈伸的这种情况，我们可以用芍药甘草汤，足即可屈伸。

临床上，绝大部分腿抽筋的患者用芍药甘草汤，确实还是很有效果的，但也有无效的情况。学习了第29条之后，腿抽筋（脚挛急）的情况，我基本上都用甘草干姜汤，服用之后，90%都会好转。为什么呢？

第29条告诉我们：津液匮乏会导致脚挛急，即腿抽筋，甘草干姜汤以复其阳（补充津液）。不单是厥愈足温，脚挛急也会好，至少90%都会好转。

我一般喜欢开两三剂甘草干姜汤，患者服用后基本上都会好，他不好也没关系，我们要跟他解释，我们想从根本上进行治疗，因为这是局部津液匮乏，所以用甘草干姜汤时不会开很多。甘草干姜汤服用后大部分都会好转，而且不易复发。芍药甘草汤服用后，脚挛急有所好转，但有些很快又会复发。在临床上，我确实经常碰到这种情况，可以提前向患者说明，用甘草干姜汤是治本之法，90%都会好，如果没有好，再过来复诊，接着用一两剂芍药甘草汤，很快就好了。

临床上真的按照四两炙甘草、四两芍药这样用，大多一天就好了。90%的人用甘草干姜汤都可以痊愈，即使有一点没有好，也是缓解了很多。

接下来看"若胃气不和，谵语者，小与调胃承气汤"。

若胃气不和：胃指的是肠道，大肠。大肠里面不和，就是说有一点干燥大便在里面，也就是大便干结。

然后出现了谵语。这里重点强调一下，谵语就是大黄证。没有芒硝的小承气汤、柴胡加龙骨牡蛎汤，有大黄，有谵语；大承气汤有谵语，同样有大黄。柴胡加芒硝汤，有潮热，无谵语，说明芒硝没有谵语药证；而大承气汤、大陷胸汤、柴胡加芒硝汤，有芒硝，都有潮热的症状描述，说明潮热是芒硝证之一。这就是从条文中推断出来的药证。

芒硝跟盐的组成差不多，加点芒硝进去软化大便，把组织液吸到肠道，相当于高渗液把水分吸到肠道里面，大便就被软化了。

如果大家遇到有点大便结燥（胃气不和），而且出现胡言乱语（谵语）的情况，就可以用一点调胃承气汤。

调胃承气汤：芒硝可以软化大便，治疗潮热；大黄治疗谵语，也帮助排便（大便难是大黄证）。炙甘草二两，我认为在调胃承气汤中，炙甘草仍然有固护津液之意。因为津液亏虚，大便干结，常会伴有谵语。本身前面就有自汗出、小便数，已经造成脚挛急、咽中干。这个时候，胃气不好、有谵语这种情况（因为水分丢失太多），一边要软化大便，将燥屎排出去，同时要固护津液，所以用了二两炙甘草。

若重发汗，复加烧针：如果说，前面的"脉浮，自汗出，小便数，心烦，微恶寒，脚挛急"这种情况下，还要用重发汗（大发汗）的方式，病没有解，再用烧针，这对津液的破坏以及对整个人体状态的破坏，肯定是非常大了。这时完全有可能造成抗病过激的现象，会出现吐逆、下利清谷等状况，那么整个人体机能都会受到破坏。

因为本身津液就已经很匮乏了，再用重发汗之法以及烧针治疗，纯粹是庸医误治。这种情况就有可能出现四逆汤证，所以以四逆汤主之。

大家要知道，这种情况不是随便把四逆汤用上去，肯定不能这样。仲景没有叙述具体的症状，如重发汗复加烧针，得之者四逆汤主之。那重发汗复加烧针会出现什么状况？哪种情况下才能用四逆汤？当出现四逆汤证，如吐逆、下利清谷、上吐下泻，这种情况才用四逆汤。

第29条听起来好像有点复杂，其实顺着津液这一条线，就会很好理解，我们也一直都是围绕着津液变化这一条线在讲。

本条文对应的方证、药证非常明显，一点都不复杂。对第29条的理解，大家多多看条文，反复学习，然后再细细体会仲景的原意。

【药证提示】

（1）炙甘草证：固护津液（炙甘草30g以上）。

（2）干姜证：补充津液。

（3）大黄证：①大便难；②谵语。

（4）芒硝证：大便干结（软化大便）。

葛根汤

【原文】 太阳病，项背强几几，无汗，恶风，葛根汤主之。（31）

葛根汤方

葛根四两　麻黄（去节）三两　桂枝（去皮）二两　生姜（切）三两　甘草（炙）二两　芍药二两　大枣（擘）十二枚

上七味，以水一斗，先煮麻黄、葛根，减二升，去白沫，内诸药，煮取三升，去滓，温服一升，覆取似汗，余如桂枝法将息及禁忌注诸汤药皆仿之。

【解读】 第31条，字面意思很好理解。

太阳病，项背强几几：项背强几几是一种什么状态？项背很强，强到什么程度？就像雏鸟想振翅起飞，但又飞不起来，翅膀张开，既不是很有力量，也不是很灵活，是被牵拉、牵扯的感觉。这种状态就好像睡觉落枕一样，或者像有些颈椎病患者，颈部转动不灵活、不利索。

无汗，恶风：不但项背强几几，而且不出汗，还有恶风（怕吹风）。

这种情况，则治以葛根汤。葛根汤的药物结构：就是桂枝汤加葛根和麻黄。项背强几几——葛根证；无汗——麻黄证；恶风——桂枝证。

针对项背强，予葛根四两，药物的用量是很大的。

桂枝和芍药各二两是桂枝汤，此处的芍药不是发挥止痛作用，是用来制约桂枝的副作用的。这个大家理解成辛燥也好，或者发汗之后造成胃痛的可能性也好，总而言之，芍药与桂枝等量时，芍药不具备止痛作用，但可制约桂枝的副作用。

葛根汤里不但有桂枝，还有麻黄。麻黄开表发汗，更加容易对胃产生刺激，服麻黄汤后出现胃痛的可能性也是很大的，所以这里的芍药有制约麻黄和桂枝所致胃痛的作用，这一点非常重要，芍药必不可少。如果用葛根汤时没有芍药了，可不可以用其他药来代替芍药？答案是不可以！没有芍药的葛根汤服用之后，可能会导致胃痛。

这个处方结构大家都很熟悉，我们讲桂枝二越婢一汤的时候，就提到它的结构跟葛根汤很相似。桂枝二越婢一汤，如果把石膏换成葛根，就成为葛根汤的结构，比例也大致相同。

非常特别的一点是，无汗而恶风，葛根汤主之。如果有一点汗出，可不可以用葛根汤？其实是可以用葛根汤的，只要不是大汗出就可以。有一点汗，你可以用葛根汤，甚至比桂枝加葛根汤效果更好。这并不是凭空想象的观点，你看接下来的条文。

第32条：太阳与阳明合病者，必自下利，葛根汤主之。

这里根本没有提到有汗无汗，直接用葛根汤。我在临床上经常这样用：如果确实满头大汗，肯定不能用麻黄；只有一点微汗，且项背强几几，葛根汤肯定比桂枝加葛根汤效果好。

我在临床上碰到这种情况：有一点汗，汗不是很多（换句话说，毛孔有部分是打开的，还有很多毛孔没有打开），这时候，我会在桂枝加葛根汤里加用麻黄，就成了葛根汤。这种情况下，麻黄会将还没有完全打开的毛孔一起打开，通过微微汗出，疾病也会更快地痊愈。特别是对于项背强几几、头项强痛，效果显著。

新冠期间，患者出现发热、头痛、身痛、不出汗或有点出汗的情况，我给他用葛根汤，基本上一剂都没有服完就好了，很多人只吃了一次，而且后面也没留什么后遗症。所以说只要汗出不是很多，我们都可以用葛根汤，很多时候反而比桂枝加葛根汤效果更好。

如果患者只有一点点汗，汗不多的情况下，我们用桂枝加葛根汤，若他的毛孔有一部分堵塞了，此时也用这么大量的葛根，把水往表提上去，而有部分毛孔并没有打开（不像葛根汤中有麻黄，保证能够打开毛孔），桂枝加葛根汤服用后可能会加重疼痛。以上是站在临床角度，给大家分享一点我的心得体会。

【原文】太阳与阳明合病者，必自下利，葛根汤主之。（32）

【解读】 这一条如果从字面上去理解，太阳与阳明合病就一定会下利，这肯定是错误的。因为下一条写道：太阳与阳明合病，不下利，但呕者，葛根加半夏汤主之。马上就推翻了这种理解。

我们学习《伤寒论》条文要横向比对，不要看到一个"必自下利者"，就想到一定要下利。与第33条作横向比较可以得出，这个"必"不是"一定"的意思，而是说，太阳与阳明合病者，如果下利，就可以用葛根汤主之。

为什么出现了下利，要用葛根汤呢？

我们反复说过多次，葛根有将津液往体表、往上提拉的作用，葛根的药证：一方面是治疗项背强几几；另一方面，是将水分向体表、向上提升。

此处"必自下利"的"下利"二字，并不是指腹泻很厉害的状况。因为腹泻很重时，仲景在条文中会用"下利日数十行""下利不止"，他都会直接描述严重程度。仲景是很严谨的人，他说的"下利"是指便溏，他说"下利数十行"就是下利不止（不停地下利）。而且，这里的"下利"是不伴有腹痛的，并不是一腹痛马上就要去大便的意思。本条是说太阳与阳明合病，大便溏的这种情况，我们要用葛根汤。这一点，大家可以细细体会。

【药证提示】 葛根证：①项背强（项背强几几）；②将水分向体表、向上提升（如葛根汤的下利）。

葛根加半夏汤

【原文】 太阳与阳明合病，不下利，但呕者，葛根加半夏汤主之。（33）

葛根加半夏汤方

葛根四两　麻黄（去节）三两　甘草（炙）二两　芍药二两　桂枝（去皮）二两　生姜（切）二两　半夏（洗）半升　大枣（擘）十二枚

上八味，以水一斗，先煮葛根、麻黄，减二升，去白沫，内诸药，煮取三升，去滓，温服一升。覆取微似汗。

【解读】 这一条是说，太阳与阳明合病，无下利这种状况，但有呕吐，那么就用葛根加半夏汤来治疗。

前面学葛根汤的时候已经解读过，葛根能将所有的津液向上、向体表提拉；麻黄开表，又是发汗之品。葛根把到肠道的津液，提到体表去，帮助津液向上、向表运达，然后通过麻黄开表，将病邪排解出去。也就是说，患者有项背强几几、恶风、无汗这些状况时，其实是机体想通过汗解、上解的方式解除病邪，我们要顺势用麻黄、桂枝这些汗解的模式来治疗。但机体又表现出下利这种下解的趋势，"必自下利"就是大便稀溏。主要症状在于项背强几几，是上解的趋势，肯定只能利用上解之法，所以才用葛根把整个津液都往上提拉，阻断下解的这种模式。人体抗病的趋势都往上走，就不要往下走了，那么就用上解的模式，不要上下两边拉扯。

为什么仲景用麻黄的时候一般不用茯苓？因为茯苓是下解的药物，麻黄是上解的药物，如果同用相当于上面出汗，下面利尿利水，仲景一般不会这样用，他用麻黄的同时一般不会用茯苓。

同样的，在葛根汤里面，仲景用麻黄的时候，肯定不会再用下解之法，他就用葛根来全力将津液往上提拉，通过体表排出去，这就是葛根汤上解的道理。

那么第 33 条中没有下利，怎么办？患者不下利，只有呕吐，那么就用葛根加半夏汤主之。

从条文直接得出一个药证，半夏有呕吐的药证，它是止呕的。半夏还有其他药证，比如不想喝水、腹中雷鸣，这里顺便提一下。

葛根汤乃全力上解之方药，若不下利但有呕吐，就加半夏。这一条是好理解的。半夏可以止呕，大半夏汤止呕，小半夏汤也止呕，这是半夏的药证。

【药证提示】

（1）半夏证：①呕吐；②不想喝水；③腹中雷鸣。

（2）葛根证：将水往上、往表提拉。

（3）麻黄证：开表（用发汗的方式把外邪排除掉）。

葛根黄连黄芩汤

【原文】 太阳病，桂枝证，医反下之，利遂不止（脉促者，表未解也），喘而汗出者，葛根黄连黄芩汤主之。（34）

葛根黄连黄芩汤方

葛根半斤　甘草（炙）二两　黄芩三两　黄连三两

上四味，以水八升，先煮葛根，减二升，内诸药，煮取二升，去滓，分温再服。

【解读】 这一条是说太阳病，有桂枝汤证，比如汗出、恶风之类的症状，医生反而用了下法，因此出现利遂不止。这一点特别强调一下：葛根汤的下利，最多就是有点大便稀溏，或者说一天一两次大便，而这个"利遂不止"的腹泻则每天两三次以上。仲景不会只用"下利"来说"利遂不止"，大家注意这些细微的概念区别。

喘而汗出者：这个"喘"，已经有热喘的症状了，又汗出又喘，那么就属于热喘。这里的喘属于黄芩证。葛根芩连汤里面治喘的就是黄芩，黄芩所治为偏热的喘。"喘而汗出"的"汗出"表示表未解，外证还未解，所以这时就要用葛根黄芩黄连汤。

在条文中我们要注意"利遂不止"这个特征，并不是单纯的"下利"，还有就是"喘而汗出者，葛根黄连黄芩汤主之"。

我们先解读一下本方用药的特征。

葛根半斤：葛根的量是很大的。外证未解，喘而汗出，这属于外证还未解的热喘。在葛根黄连黄芩汤中，用量最大的是葛根。葛根不仅有项背强的药证，还有解表的作用，"汗出"表示表还未解，本证有"汗出"说明表证未去，这里的葛根就起到解表的作用。

黄芩：药证是喘，主要是热喘，表现出汗出而喘的热象。黄芩还有手心热、脸红这些药证。

黄连三两：黄连，在其他方中有胃口大的药证；在黄连汤中，当用到三两的时候有止痛的作用，比如心下痛、腹痛等；黄煌教授总结的黄连证非常好，他认为窍红（孔窍发红），包括腹泻所致肛门发红，用黄连的效果非常好；黄连还有一个药证，倪海厦发现黄连解尿毒症之毒，效果也非常好。倪海厦偶然治疗尿毒症要透析的患者时，用了大剂量黄连，之后很快病情有所缓解并不需要再透析了，大家在临床上可以酌情使用，特别是那些因为糖尿病并发症引起的尿毒症、酮症酸中毒等可以考虑用黄连。

葛根黄连黄芩汤的服法是分温两次服，叫分温再服。分两次服，每一服（喝一次药）就是葛根四两、炙甘草一两，黄连和黄芩都是一点五两。"利遂不止"的话，按三服算，炙甘草已经有三两了，两服是二两，一服是一两，基本上炙甘草达到这个量就可以起到固护津液的作用。

大剂量的葛根把水分往体表、往上提升，所以可以治疗利遂不止，这是本方用药的特点，也是对药证的一个补充总结。

另外，我们看本条文中"太阳病，桂枝证，医反下之，利遂不止"，一定要有"利遂不止"，我们才用葛根黄连黄芩汤。同样的情况，太阳病，也用了下法的，还有其他情况出现。

如第15条，"太阳病，下之后，其气上冲者，可与桂枝汤"，这条用了下法之后，没有出现"利遂不止，喘而汗出"，只是"气上冲"，直接用桂枝汤即可。

还有第21条，"太阳病，下之后，脉促，胸满者，桂枝去芍药汤主之"，也没有下利的症状，用的是桂枝汤去掉芍药，这里的"胸满"尤其彰显出了桂枝的药证。

我们从太阳病下之后的三个条文可以看出，其实经方最注重的就是当下的症状，我们根本不用过多追究它的原因，要以症状为先。同样都是太阳病，同样用了下法，这算不算同一个病因？肯定是同一个原因。那么同一个病因，太阳病下之后，却出现了三个不同的治疗经方：一个可与桂枝汤，一个是桂枝去芍药汤主之，一个是葛根黄连黄芩汤主之。这充分说明了病因不是最重要的，而当下的症状是最重要的，所以经方就是治在当下。

【药证提示】

（1）葛根证：①项背强；②解表；③提升津液。

（2）黄芩证：①热喘；②手心热；③脸红。

（3）黄连证：①胃口大；②心下痛，腹痛；③窍红，肛门红；④解尿毒症之毒（如糖尿病并发症引起的尿毒症）。

（4）桂枝证：①气上冲；②脉促胸满；③胸闷；④恶风。

麻黄汤

【原文】 太阳病，头痛发热，身疼腰痛，骨节疼痛，恶风无汗而喘者，麻黄汤主之。（35）

麻黄汤方

麻黄（去节）三两　桂枝（去皮）二两　甘草（炙）一两　杏仁（去皮尖）七十个

上四味，以水九升，先煮麻黄，减二升，去上沫，内诸药，煮取二升半，去滓，温服八合。覆取微似汗，不须啜粥，余如桂枝法将息。

【解读】 这一条，我们看到，它是在《伤寒论》之太阳病中关于"痛"的描述最多的一条。头痛、身痛、腰痛、骨节疼痛，这么多的"痛"，麻黄汤主之。

麻黄汤的组成：麻黄三两，桂枝二两，炙甘草一两，杏仁七十枚。

麻黄用了三两，桂枝二两：从用量上可以看出，麻黄量比桂枝量大，那么肯定他是以疼痛为主的。

炙甘草：只有一两，所以此处起的不是固护津液的作用。

桂枝证：恶风，还有胸闷。

麻黄：这里的麻黄证，最重要的就是"诸痛"，大家在临床上可以放心使用。只要是体表疼痛，有外证的痛，麻黄绝对是效果最好的。麻黄在这里还有喘的药证，轻微一点的喘，麻黄是有治疗作用的。麻杏石甘汤以及麻黄汤都有喘的症状。此外，麻黄还可以开表，打开毛孔。

杏仁：这里的药证是喘，更厉害一些的喘。杏仁的喘主要是有痰的喘，效果比麻黄更好。

说到麻黄汤，我们分析一下他的津液状态。有人认为麻黄汤应该要加生姜、大枣，这种认识对吗？我在这里，一定要把这个真实的想法告诉大家。

麻黄汤，非常明显的状态就是津液是很充沛的，麻黄汤的脉浮紧，脉管是很充盈的，这种情况说明津液很充足，我们怎么可能还要加生姜、大枣来补充津液呢？这是绝对不可以的。凡是加生姜、大枣的，其实都有补充津液的意思，包括大青龙汤、桂枝汤、小柴胡汤都有补充津液的作用。这一点，我特别说明一下。

说到麻黄汤，再说一点题外话。临床上，我们经常碰到腰痛的患者，如腰椎间盘突出引起的腰痛、骨质增生引起的腰痛，或者腰椎滑脱引起的腰痛，我们用带麻黄的方，只要带表证、有腰痛，也错不到哪里。比如乌头汤，就有麻黄；桂枝芍药知母汤也有麻黄。

表证很突出的，项背有点疼的，你用葛根汤，肯定不会错。津液很充沛的，我建议直接用麻黄汤，治腰痛显效是很快的。如果有点酸痛，用麻黄加术汤，绝对不会错；有一点肿胀感，或者有点胀，有点酸，这种情况用麻黄加术汤，效果是非常显著的，可以很快见效。我把临床上的一些感受和体会掺杂在里面，大家可以思考一下，多一个思路也是好的。

【药证提示】

（1）麻黄证：①诸痛（头痛、身痛、腰痛、骨节痛）；②喘；③开表。

（2）桂枝证：①恶风；②胸闷。

（3）杏仁证：有痰的喘。

（4）生姜、大枣证：补津液。

大青龙汤

【原文】 太阳中风，脉浮紧，发热恶寒，身疼痛，不汗出而烦躁者，大青龙汤主之。若脉微弱，汗出恶风者，不可服之。服之则厥逆，筋惕肉瞤（此为逆也）。（38）

大青龙汤方

麻黄（去节）六两　桂枝（去皮）二两　甘草（炙）二两　杏仁（去皮尖）四十枚　生姜（切）三两　大枣（擘）十枚　石膏（碎）鸡子大

上七味，以水九升，先煮麻黄，减二升，去上沫，内诸药，煮取三升，去滓，温服一升，取微似汗㊟汗出多者，温粉扑之。一服汗者，停后服㊟若复服，汗多亡阳遂虚，恶风，烦躁不得眠也。

【解读】 第38条后面的"若脉微弱，汗出恶风者，不可服之。服之则厥逆，筋惕肉瞤"，这是大青龙汤的禁忌证，这个我不重点讲，主要是解读前面比较特殊的状况。

太阳中风，脉浮紧：有的老师提出，太阳中风怎么会脉浮紧？应该是脉浮缓吧？我们理解第38条这一点非常重要。患者既有像太阳中风一样的发热、恶寒恶风、鼻鸣干呕这些症状，但从脉浮紧来看，他又有伤寒的表现，因为伤寒就会出现脉浮紧，然后出现了"发热恶寒、身疼痛"这些相当于麻黄汤证的症状。

发热恶寒，身疼痛：特别说了"身疼痛"，这一点大家细细去想就应该能明白。他是太阳中风，本应脉浮缓，有汗出、恶风这些太阳中风的表现，却出现了脉浮紧，反而有"发热恶寒，身疼痛"，像麻黄汤证一样的症状。这种情况相当于津液不是很充足的人，得了麻黄汤证。

不汗出而烦躁者：我们可以这样理解，就是说像太阳中风，汗出恶风，但脉是浮紧的。然而这个医生，他一看到像桂枝汤证一样的汗出恶风，他没有关注脉浮紧，也没太关注发热恶寒、身疼痛这些表现，可能就给患者喝了桂枝汤，这就是重点，以为喝了桂枝汤，微微汗出就好了。但喝桂枝汤后，"不汗出而烦躁者"，却没有把汗发出来，反而变得烦躁了。这种情况是为什么呢？

这就相当于麻黄汤证的症状多了，用了桂枝汤就叫误治。因为他太过于注重太阳中风的概念，所以用了桂枝汤，然后就不汗出而烦躁，不但没有外解，反而出现了烦躁、反烦这种情况，那么就成了大青龙汤证，所以大青龙汤主之。

这一点，好像听起来拗口，但你细细去想，其实就能理解。很多人对这一条的解读，可能没有分清楚他的状态。其实整个《伤寒论》的三阳病，我们就围绕津液状态来解读。

再来讲讲大青龙汤的禁忌证。"若脉微弱"，这个脉是很微弱的。他有汗出恶风，这种情况相当于桂枝证比较重一点。前面说的是"不汗出而烦躁者，大青龙汤主之"，这里是"脉微弱，汗出恶风者，不可服之"，那肯定就不能用大青龙汤。汗出恶风，津液在亏损，服用大青龙汤之后就会厥冷（厥逆），甚至发汗过多，就会出现筋惕肉瞤（肉会跳动，筋也会抽动）。这就是大青龙汤的禁忌证（此为逆也），这点大家很好理解。

大青龙汤的药物组成：麻黄六两，桂枝二两，炙甘草二两，杏仁四十枚，生姜三两，大枣十枚，石膏（碎，鸡子大）。

大青龙汤的组成，前面已经讲过，它的结构其实就是麻黄汤跟越婢汤的组合体。麻黄的量比较大，越婢汤本身也是六两麻黄，在含麻黄的方中用量算很大的。

根据条文的学习，可以看出大青龙汤主要是用于太阳中风这种情况，但脉是浮紧的，说明毛孔是没有打开好的。因为直接说脉浮缓，肯定就不会用大青龙汤了，直接就用桂枝汤。这点大家要知道：桂枝汤的体质，但得了麻黄汤证，既要发汗，又要补充津液。就是要把毛孔打开，麻黄的量也是很大的，又有疼痛（第38条里面是有疼痛的），同时也有太阳中风（像桂枝汤证一样）的表现，他也需要补充津液。所以说，大青龙汤就相当于麻黄汤和越婢汤的合方。为什么说相当于一个合方？

从后面的第39条条文的侧重点可以看得出来，第38条用大青龙汤的时候，侧重于方中含的麻黄汤，因为"身疼痛"，所以主要侧重在麻黄汤这方面。

这里有一个药证，石膏的药证在这里主要是烦躁，应该说石膏治疗烦躁的药证在这里体现得还是比较明显的。

大青龙汤还有一个桂枝去芍药汤的结构，桂枝有二两，但没有芍药，然后是生姜三两、大枣十枚、炙甘草二两。它含有桂枝去芍药汤，说明这个大青龙汤证的患者，不但烦，还可以有胸满、胸闷这些表现，临床上也是可以使用的。

【原文】 伤寒脉浮缓，身不疼但重，乍有轻时（无少阴症者），大青龙汤主之。（39）

【解读】 刚才讲的第38条中，桂枝汤证、桂枝体质的人，他出现了麻黄汤证的脉浮紧、身疼痛，用大青龙汤的侧重点在于麻黄汤。

那么第39条，同样是大青龙汤证，但他是"伤寒脉浮缓"，大家理解"伤寒脉浮缓"，而第38条是"太阳中风，脉浮紧"，感觉是反的，我刚才也解读过。

伤寒，本来应该是脉浮紧，但此处伤寒却是脉浮缓，说明津液是比较匮乏的。他虽然有伤寒的状态（麻黄汤证的状态），但是津液比较匮乏，主要表现的症状就不是伤寒，那么就相当于津液匮乏的状况，桂枝汤证反而要明显一点。伤寒主要以痛为主，但这里他身是不痛的，是重（困重）的，而且有时轻时重的表现。乍有轻时，就是有时候感觉重一点，有时候感觉轻一点，还是大青龙汤主之。

从这个条文可以看出：此处伤寒有像麻黄汤证的这种情况，但脉是浮缓的。脉浮而出现的身体不痛而重，这其实就是饮在体表、在四肢。为什么呢？

水饮的表现——困重，不痛但重，这是饮在体表、四肢的表现。但脉是浮的，所以这个饮是在表的，这就是用大青龙汤的原因。因为要用麻黄来发之，属于上解，即汗解、上解的治疗方法。脉浮就是身体解病的状态，希望从上而解、从外而解，即汗解、外解。我说过，要根据身体给你的信号来顺势而为。

延伸一下，如果这个人，身体痛也好，不痛也好，但感觉很沉重，有重的这种状况，就是说水饮很明显，如果脉不是浮的，而是沉的，这种情况就不能用上解的方式了，要用下解的模式，如真武汤等。真武汤中有芍药，如果有点腹痛（真武汤有"或腹痛"），有昏眩，但身体重，特别强调身体重、脉沉的这种情况，那我们用真武汤就比用大青龙汤效果好多了。

刚才说第38条侧重于麻黄汤证，而第39条是饮在体表、在四肢这种情况，侧重于越婢汤，这是很明显的，这条侧重点就在于水气病，《金匮要略》里的水气病方就是越婢汤。

【药证提示】 石膏证：烦躁。

小青龙汤

【原文】 伤寒表不解，心下有水气，干呕发热而咳，或渴，或利，或噎，小便不利，小腹满，或喘者，小青龙汤主之。（40）

小青龙汤方

麻黄（去节） 芍药 细辛 干姜 甘草（炙） 桂枝（去皮）各三两 五味子半升 半夏（洗）半升

上八味，以水一斗，先煮麻黄，减二升，去上沫，内诸药，煮取三升，去滓，温服一升。

若渴者，去半夏，加栝楼根三两；

若微利，去麻黄，加荛花如一鸡子（熬令赤色）；

若噎者，去麻黄，加附子（炮）一枚；

若小便不利，少腹满者，去麻黄，加茯苓四两；

若喘者，去麻黄，加杏仁（去皮尖）半升⊙且荛花不治利，麻黄主喘，今此语反之，疑非仲景意。

【解读】 这一条是说伤寒表不解，因为得了伤寒，医生用了解表的药物，表却没有解掉，反而出现了心下有水气。心下有水气，就是说里面有饮，像振水声一样的东西。

然后有干呕，还有发热、咳嗽，或有口渴，或有下利，或有噎，或有小便不利，或有小腹满，或有喘，这些表现都用小青龙汤。

我们讲小青龙汤的时候，它的或然证太多了。结合其他条文发现，仲景在表达有些或然证的时候是有规律的，只不过在这个条文里，有时次序感觉有点混乱，其实细心地与其他条文比对，你会发现有很多或然证是有关联的。

大家注意观察它的对应关系。比如"干呕"的后面有一个"或利"，"干呕"和"或利"都是消化道症状，是有关联的。有些是干呕，有些是上吐下泻，它们是有对应关系的。

还有"发热而咳"的"咳"，跟后面的"小便不利"，也是有对应关系的。如苓甘五味姜辛汤中的茯苓，在那里面就有止咳的作用，它可以止咳，但茯苓也是治疗小便不利的药物，它都有对应关系。小青龙汤，因为是上解之方，就没有用茯苓，上解用的是麻黄。这里面，咳嗽对应的应该是干姜、五味子，仲景特别用于止咳的药物，下文亦有解读。

这个条文就是人们常说的外邪里饮，表是没有解的。小青龙汤的药物组成里面，因为表不解，而用了麻黄、桂枝、芍药。桂枝、芍药是桂枝汤的主要结构，麻黄、桂枝是麻黄汤的主要结构。

心下有水气：心下有水气，即心下有振水声，这些对应细辛的药证。

干呕发热：干呕对应的药证是半夏证。另外，干姜和生姜都有止呕作用，干姜也有一点点止呕的药证。

或喘者：喘在这里是麻黄的药证。发热而咳、发热而喘，都是麻黄的药证。

刚才说到心下有水气，在小青龙汤当中对应的是细辛证，其实白术也是可以祛水饮的，茯苓也可以祛水饮。但在这个方里面，没有白术、茯苓，所以我就粗略地说一下。这里面，细辛是祛水饮的，祛心下的水饮，这也是细辛的药证。

条文中述，小便不利，还有小腹满（宋本《伤寒论》中是少腹满）。对于小便不利，又伴小腹满（少腹满）的症状，小青龙汤效果是很好的。由外邪里饮所致的小便不利，具有小腹满的这种表现，在临床上经常碰到，很多人可能没有想到用小青龙汤来治疗，效果是可以的，临床上大家可以去验证，也有部分患者伴有咳嗽、发热等表现。

小青龙汤的药物组成：麻黄、芍药、细辛、干姜、炙甘草、桂枝，这些都是三两；五味子是半升；半夏，古代用的是生半夏，肯定要洗。给大家一点建议，在临床上我觉得最接近生半夏的就是姜半夏，当然有很多人用清半夏或者法半夏，我觉得也很正常，每个人的用药习惯有所不同。有些人觉得呕的时候用姜半夏，用于调节中焦气机或其他情况的时候就用法半夏；有些人觉得最接近生半夏的是清半夏。但是我用的是姜半夏，我觉得最接近生半夏的是姜半夏，大家在临床上可以根据实际情况以及自己的经验酌情使用。

这里面出现了五味子。五味子，一方面是仲景用于止咳的，干姜、五味子在很多条文的方证里面都可以看到，咳加干姜、五味子。干姜、五味子可以作为药对来理解它的药证，叫整体的药证。五味子还有一个药证，就是面色如醉，面色红红的这种小青龙汤证，比如咳嗽，脸像喝了酒一样红红的，这种情况用上去效果就很好。

讲到小青龙汤对外邪里饮的治疗，有麻黄、桂枝、芍药，属于汗解、外解的治疗药物；有细辛逐饮；干呕有半夏。总体来说这个方子属于上解为主。为什么我要说到这个问题？

因为治疗咳嗽还有一个方子，在临床上也是经常用的。我们用苓甘五味姜辛汤或者苓甘五味姜辛夏汤，治疗新冠后期的咳嗽，效果很好。那么我们什么时候用苓甘五味姜辛夏汤或苓甘五味姜辛汤呢？

因为苓甘五味姜辛汤中没有麻黄、桂枝、芍药这些解外证的药物，没有汗解、解外的药物，但多了茯苓，茯苓是下解之品，我们反复强调过，它解除症状的模式是通过下解之法。同样都有细辛、干姜、五味子，都有逐饮、止咳的这些药物，苓甘五味姜辛汤因为有茯苓，所以属下解的方案。这两个方案，我们可以对应参考，放在一起好理解一些。

临床上，我用苓甘五味姜辛汤的经验是，痰比较黏稠时，不管是吐出来的痰，或者认为在呼吸道里面这些痰液比较黏稠，不是很清稀的这种情况，我们用苓甘五味姜辛汤，效果特别好。举个例子，患者睡觉一晚上都没有咳嗽，早上不是起来马上咳嗽，而是过 10 ～ 20 分钟，或者数分钟，或过一会儿，或过半小时，他就开始出现咳嗽，说明这个痰液往往比较黏稠，这种情况用苓甘五味姜辛汤效果很好。

或者说，他白天不怎么咳嗽，躺下一二十分钟或者半小时之后，出现剧烈的咳嗽，这也是因为痰液黏稠，痰液慢慢改变了位置，刺激到呼吸道，出现咳嗽，这时候我们首选苓甘五味姜辛汤。这些是我的个人经验，我在临床上经常这样用，大家可以对比参考使用。

后面是加减法，我就不多说了，有些加减法未必就是仲景的东西，仲景惜字如金，有些加减法很多，有些是有道理的、可以参考的，未必全部正确。你看小青龙汤加减的最后一句，"若喘，去麻黄，加杏仁半升"，这个加减法我就不赞成。加杏仁半升可以，为什么要去掉麻黄？明显麻黄的药证就有喘，为什么要去掉麻黄而加杏仁？这条我是不认同的。但是，"若渴，去半夏，加栝楼根三两"，这一点我赞成，半夏服用后就会更加口渴，去掉半夏是因为半夏的药证包括不欲饮，有渴所以把半夏去掉。小柴胡汤的加减里面也有去半夏加栝楼根（天花粉），这是可以的，这些我不作详细解读。

【原文】 伤寒，心下有水气，咳而微喘，发热不渴（服汤已渴者，此寒去欲解也），小青龙汤主之。（41）

【解读】 伤寒，心下有水气。前面说过"心下有水气"是细辛证。咳嗽，还微微有点喘，这个喘就是麻黄证。如前所述，杏仁的喘更厉害一些，是有痰的喘。这里是咳而微喘，所以用麻黄就够了，不用加杏仁。

发热，这是外感，伤寒肯定是有发热的。但是不渴，这里就有半夏的药证了，不欲饮、不渴就是半夏证。刚才我们说"若渴，去半夏"，这里是不渴，那就不能去半夏，就有半夏证。这一点更加验证了半夏有不欲饮、不渴的药证。

后面内容加了括号，"服汤已渴者，此寒去欲解也"。此处的"服汤已渴者"，是说心下有水气，用了细辛、半夏就容易出现渴，因为水饮已经祛除。"欲解也"，我们可以理解为病就要好了，这是正确的。但为什么要说是"寒去欲解"呢，一定就是寒去了吗？这也不一定。其实就是因为小青龙汤中用了半夏或者细辛，水饮祛除了，就想喝水了。为什么一定要把"寒去欲解"扯到上面去呢，这一点，我是不赞同特意去强调这个"寒去欲解"的，其实就是"服汤已渴者，欲解也"。

【药证提示】

（1）麻黄证：发热而喘（咳）。

（2）茯苓证：①水饮（祛水饮）；②咳嗽。

（3）干姜证：呕。

（4）细辛证：心下有振水声（心下有水气）。

（5）半夏证：①止呕；②不欲饮（不想喝水，不渴）。

（6）五味子证：①止咳；②面色如醉。

（7）干姜+五味子证：咳嗽。

（8）白术证：水饮（祛水饮）。

桂枝汤

【原文】 太阳病，外证未解，脉浮弱者，当以汗解，宜桂枝汤。（42）

【解读】 这一条，"太阳病，外证未解"，为什么写的是"外证"，并没有写表证？外证不能单纯理解成表证，为什么这样说呢？比如小柴胡汤也可以解外，条文里面写得非常清楚，小柴胡汤是半表半里的方子，也叫"外证"，但他不叫表证，叫半表半里，这个概念大家必须要建立。

"外证未解，脉浮弱者"，这里我们可以判断，第42条里的外证是表证，因为脉是浮弱的。脉浮弱,这是津液匮乏的表现,是桂枝汤证的症状。我们不能把所有"外证"当表证,但这里是表证,所以这一条"当以汗解"。如果没有脉浮弱,麻黄汤也是可以用的。但有脉浮弱,就不能用麻黄汤,只能用桂枝汤,所以说"宜桂枝汤"。

本条文中,太阳病外证未解,如果没有脉浮弱,那就不能说绝对用桂枝汤,仲景说宜桂枝汤。如果脉有点弦,还有胸胁苦满或干呕等症,同样可用小柴胡汤。小柴胡汤可以解外,条文中有明确描述,小柴胡汤也属于汗解的一种模式,它是可以发汗的。有些感冒了,服用小柴胡颗粒,感冒发热是可以治好的。小柴胡汤中有大量生姜,也可以汗解。

桂枝汤的解外是以桂枝解外吗?是以桂枝发汗吗?不是的。桂枝汤是以生姜发汗的。小柴胡汤也有生姜,它也是可以解外的。

【药证提示】 生姜证:发汗(解外)。

桂枝加厚朴杏子汤

【原文】 太阳病,下之微喘者,表未解故也,桂枝加厚朴杏子汤主之。(43)

桂枝加厚朴杏子汤方

桂枝(去皮)三两 甘草(炙)二两 生姜(切)三两 芍药三两 大枣(擘)十二枚 厚朴(炙,去皮)二两 杏仁(去皮尖)五十枚

上七味,以水七升,微火煮取三升,去滓,温服一升,覆取微似汗。

【解读】 前面第34条讲太阳病下之后的一些症状,"医反下之,利遂不止,喘而汗出者,葛根黄芩黄连汤主之"。第43条同样是太阳病下之后,出现微喘者,用的是桂枝加厚朴杏子汤。所以说,同样的致病因素,不同的人,不同的体质,会出现不同的症状,那么出现什么症状,就用什么方子。不用过分纠结于病因,而更应注重刻下的症状,治在当下,这才是仲景最真实的原意,我们就是要学习仲景的原意。

这一条,简单明了,就是太阳病用了下法,出现了微喘。先用的是下法,有些患者会利遂不止(葛根黄芩黄连汤),有些会胸闷(桂枝去芍药汤)。这

条因为先用下法，但表未解掉，所以得用桂枝加厚朴杏子汤。厚朴在这里的药证就是喘。我们从承气汤里可以看出，它也有喘，喘在这里含有腹胀的表现，所以桂枝加厚朴杏子汤证可以有腹胀。

杏仁的药证是有痰的喘，还有一个药证是胸闷。茯苓杏仁甘草汤可以治疗胸痹气塞，有胸闷的表现。临床上，新冠后的患者，我们时常用到茯苓杏仁甘草汤。胸闷，有点累（有点喘），有点气短（有点气接不上），这种情况我们用茯苓杏仁甘草汤的频率比较高。

强调一下这两个药证：厚朴证是喘，可以有腹胀的喘。杏仁证的喘是有痰的喘，还有胸闷的喘。

我再延伸一下第43条，如果太阳病下之后出现微喘，用桂枝加厚朴杏子汤。有个前提大家要注意：不能有咽喉痛这个症状，因为咽喉痛尽量不要用桂枝。这个我以前讲过好多次，虽然半夏散及汤有桂枝，但半夏散及汤可以治好，其他方药也可以治好的情况下，咽痛尽量不用桂枝。如果有咽痛，用什么呢？

太阳病，下之后，微喘者，有表未解，有咽痛的这种状况用什么？

我们看麻杏石甘汤的条文：

第63条：发汗后，不可更行桂枝汤。汗出而喘，无大热者，可与麻黄杏仁甘草石膏汤。

第162条：下后，不可更行桂枝汤。若汗出而喘，无大热者，可与麻黄杏仁甘草石膏汤。

这些其实都有对应的方子，我们在临床上可以多一个思路。

【药证提示】

（1）厚朴证：喘（有腹胀的喘），如桂枝加厚朴杏子汤。

（2）杏仁证：喘［①有痰的喘；②胸闷的喘（茯苓杏仁甘草汤）］。

桂枝汤

【原文】 太阳病，外证未解，不可下（下之为逆），欲解外者，宜桂枝汤。（44）

【解读】 这一条，没看到症状，只说了"太阳病，外证未解"，就是外证没有解的情况下，用下法是错误的。那么想解外用什么？宜桂枝汤，没有说桂枝汤主之，大家看清楚。这里只是告诉大家一个原则：有外证未解的情况下，是不能用下法的，根据症状才能选方，这是原则。有外证的情况下，先解外，不能用下法，这一点大家要记清楚。如果说，太阳病有汗出恶风，这种情况就用桂枝汤。

看第99条：伤寒四五日，身热恶风，颈项强，胁下满，手足温而渴者，小柴胡汤主之。

这也是外证未解，颈项强、胁下满这种情况就用小柴胡汤。根据症状来选择合适的经方，这就是原则。

看第146条：伤寒六七日，发热，微恶寒，肢节烦疼，微呕，心下支结，外证未去者，柴胡桂枝汤主之。

同样是外证未解。新冠后，我用柴胡桂枝汤的频率也是相当高的。新冠后期，患者还有一些怕冷，有点发热，或有点低热，骨节有点痛（肢节烦疼，关节痛），有点不想吃东西，有点恶心，或者心下支结（有点胃痛，不是很痛，心下有一点支结，有点痛），这些都是外证未去的表现，柴胡桂枝汤的使用频率很高。

第44条，虽然只讲了几个字，我们延伸了许多内容，我相信大家都能够理解。这一条就是说外证未去，不可下，到底用什么方，要根据具体的症状选择：有桂枝汤证的用桂枝汤，有小柴胡汤证的用小柴胡汤，有柴胡桂枝汤证的，就用柴胡桂枝汤，甚至有麻黄汤证的，还是要用麻黄汤。谁规定只能用桂枝汤？这不一定的，只是说外证未解不可下，下之为逆。

麻黄汤

【原文】 太阳病，脉浮紧，无汗，发热，身疼痛，八九日不解，表证仍在（注 此当发其汗，服药已微除也）。经 其人发烦，目瞑，剧者必衄（衄乃愈）。所以然者，阳气重故也。麻黄汤主之。（46）

【解读】 太阳病，脉浮紧就是麻黄汤脉证，脉浮紧跟桂枝汤证的脉浮缓是对应的，就是津液很充沛。

无汗：麻黄证。发热，身疼痛：前面讲过诸痛，头痛、身痛、骨节疼痛都是麻黄证。八九日不解：很多天了还没有好。表证仍在，就是说八九天没有用药，或者用方不当，或者用药轻了剂量不够，所以表证未解。

然后出现了发烦（很烦），目暝（眼睛不想睁开），甚至还出现了鼻衄（流鼻血）。这是为什么呢？

因为太阳病脉浮紧，津液充沛，汗又发不出去，或者没有发汗，就出现了津液总想寻找出路的情况。"剧者必衄"，就是说津液从鼻腔冲出去，出现了流鼻血的症状。

所以然者，阳气重故也：为什么这样呢，就是因为津液太充足了。阳气的阳，在这里指的是津液。

这种情况，大家都知道用麻黄汤。这一条就是说表证未解，脉浮紧，无汗，发热，还有身疼痛，虽然已经有八九天了，表证还没有解，出现了烦躁，眼睛不想睁开，还出现了流鼻血的症状，这种情况是因津液太充足，没有发出去，所以用麻黄汤主之。

这个条文是很好理解的，重点是要把握好关键点。关键点就是津液太充足了，没有发出去，毛孔是闭塞的，无汗，所以用麻黄汤。

【药证提示】 麻黄证：①无汗；②身痛（头痛、足痛、骨节痛）。

二阳并病

【原文】 二阳并病，太阳初得病时，发其汗，汗先出不彻，因转属阳明，续自微汗出，不恶寒 注 太阳病证不罢者，不可下，之为逆。 经 如此可以小发汗。设面色缘缘正赤者，阳气怫郁（在表当解之熏之） 注 若发汗不彻，不足，阳气怫郁。 经 不得越 注 当汗不汗，其人躁烦。○不知痛处，乍在腹中，乍在四肢，按之不可得。 经 其人短气，但坐（以汗出不彻故也），更发汗则愈 注 何以知汗出不彻？以脉涩故知也。 经 若（厥文）。（48）

【解读】 这一条，虽说的是二阳并病，实际上就是太阳病转到阳明，相当于太阳阳明合病。条文说的虽然是并病，其实就是我们临床上碰到的合病。

也就是说，太阳病未解，又到了阳明，就是太阳阳明合病，大家可以这样理解。有时候，《伤寒论》里面写的是少阴病，未必一定是少阴病；写的是太阳病，未必一定就是太阳病，它只是条文顺序的一些表述。比如本太阳病，出现了阳明的症状，也是一样的道理，所以这里是二阳并病。

"太阳初得病时，发其汗"，太阳病刚得病的时候，就应该先发汗。但"汗先出不彻"，就是说发汗不透彻，然后就转到阳明了。"续自微汗出"，就是一直出微汗。特别强调了"不恶寒"（不怕冷），传到阳明了所以不怕冷。

这个时候，怎么治疗呢？条文中提出了"如此可以小发汗"。

像这种情况，就是说太阳病传到阳明，然后一直出微汗，但不怕冷，这时候其实就是太阳和阳明合病了，仲景明确说，如此可以小发汗（这时是可以用汗法的），而不是用阳明病的治疗方法。这种情况下，仲景没有说用什么方。"如此可以小发汗"，这时我们可以选择桂枝汤。

为什么太阳病未解传到阳明，"如此可以小发汗"，可以选择桂枝汤小发汗？

因为它虽然到了阳明经，但还是"续自汗出"，它是汗出不彻造成的，这种情况还是要发汗。仲景也明确说，如此可以小发汗，就像第25条一样："服桂枝汤，大汗出，脉洪大者，与桂枝汤，如前法。"虽然大汗出，也出现了脉洪大，但还是用桂枝汤如前法。因为二阳合病，就选一经治。此时太阳经证明显，所以还是选太阳经治疗。

接下来看，"设面色缘缘正赤者，阳气拂郁"，就是说假如这个人出现了脸红通通（红扑扑）的情况。"缘缘正赤"就是脸红红的。"阳气拂郁"："阳"是津液；从字面上看，"拂郁"跟忧郁一样，就是说关住了，即津液被固住了。

不得越：不能出来，津液不出来。

其人短气：短气是桂枝证。

但坐：不能躺下去，只能坐着。

更发汗则愈：这种情况也是通过汗法来治疗。

这时选择什么方比较合适呢？因为仲景也没有说，但是他提出了治法，还是要通过发汗这种方式。

我们来看看药证。

面色缘缘正赤者：脸红扑扑的，这在药证里面是五味子证，但这是后面要讲的。大家先记住："面色如醉"就是五味子证。

其人短气：这是桂枝证。

有五味子，又有桂枝，要通过发汗的方式，我们首先想到小青龙汤。小青龙汤里面有麻黄、桂枝、芍药，也有五味子、半夏等，符合面色如醉（缘缘正赤）的五味子证和短气的桂枝证，并且也用汗法。还有一点，"但坐"，就是"咳逆倚息不得卧"，这是典型的外邪里饮的小青龙汤证。这一条，我们来推测可以用什么方。如果出现这种症状，我觉得可以使用小青龙汤。

其实也有医家推断用大青龙汤，也不是没有道理的。推荐用大青龙汤的，是什么原因？你看"阳气拂郁，不得越"后面有一个注解："当汗不汗，其人躁烦。"如果出现了烦躁而不得汗的情况，确实就有大青龙汤证了。如果患者没有烦躁，只是面色红红的，咳逆倚息不得卧（只能坐，不能平躺下去），这种情况就可以选择小青龙汤。如果有烦躁，可以选择大青龙汤。

第48条的重点：当太阳阳明合病的时候，哪一经病重明显，就选择哪一经治疗。比如太阳阳明合病，这一条中前后两部分其实都是以太阳病为主的：外证未解，续自汗出，前半段选择桂枝汤。后半段"面色缘缘正赤者，阳气拂郁，不得越"，如果没有烦躁，可选小青龙汤；如果有烦躁，不得汗，才选择大青龙汤。大青龙汤发汗很厉害，方中石膏对改善烦躁有帮助。这一点，只是给大家提一个思考的问题。

【药证提示】

（1）五味子证：其面色如醉。

（2）桂枝证：短气。

麻黄汤

【原文】 伤寒脉浮紧，不发汗，因致衄者，麻黄汤主之。（55）

【解读】 这一条很好解释。

伤寒，脉浮紧：典型的伤寒脉证。

不发汗，因致衄者，麻黄汤主之：不发汗，这是指没有发汗。因为太阳病脉浮紧，津液充沛，没有发汗，就会导致津液找不到出路，就找人体最薄弱的地方，如鼻黏膜（鼻腔这里最薄弱），津液要冲出来，就会流鼻血。这种情况麻黄汤主之。

按照康平本《伤寒论》的条文次序，第59、60、61条这三条是在第80条之后，为了保持连贯性，我们学到第80条之后再一起来学习这三条。

茯苓桂枝白术甘草汤

【原文】 伤寒若吐、若下后，心下逆满，气上冲胸，起则头眩，脉沉紧，发汗则动经，身为振振摇者，茯苓桂枝白术甘草汤主之。（67）

茯苓桂枝白术甘草汤方

茯苓四两　桂枝（去皮）三两　白术　甘草（炙）各二两

上四味，以水六升，煮取三升，去滓，分温三服。

【解读】 第67条，包括后面的第68条，都非常重要，临床上用得也非常多。这里涉及汗解和下解的特殊模式，机体会出现一些信号，我们就顺应机体解病的信号，来制定相应的治疗方案。

第67条是说伤寒，如果用了吐法和下法，出现了心下逆满、气上冲胸等症。这说明什么呢？就是通过吐下之后，不单吐下，就是汗、吐、下法用在患者身上后，都会出现津液不足，这种情况下，表邪却未解，很容易出现头晕这些津液不充足的表现。

当津液充足的时候，如伤寒，脉浮紧，就会出现头痛、身痛这些以痛为主的表现。津液充足，人体的抗病能力、资源很充沛，反应就很强烈，所以症状以痛为主。

当津液相对匮乏的时候，就会出现头眩（头昏）。起则头眩，不是起则头痛，这是津液相对匮乏的表现。

伤寒若吐、若下后，心下逆满：心下逆满、心下满是白术证。白术有治疗心下满的作用。在临床上，对于心下满，很多时候我喜欢用一点枳术汤，效果蛮好的。之前我有个肝癌患者，不但胸胁满，而且腹胀很厉害，我就用了枳术汤，他仅服用了一天药，就减轻了很多。

气上冲胸：桂枝证。

起则头眩：是津液相对匮乏的表现，对应的药证是茯苓白术证。

脉沉紧：这种情况是有水饮，脉沉是有水饮的表现。既然津液不充足（津液匮乏），怎么又会有水饮？其实很好理解，津液不足是指整体的状况，脉沉紧是指局部的水饮。为什么呢？

因为接下来说"发汗则动经"，为什么"发汗则动经"？发汗更加耗津液，津液就更加少了，所以"发汗则动经"。不管出现震颤也好，或者抖动也好，就叫"发汗则动经"。

身为振振摇者：振振摇也是茯苓白术证。振振摇和身𥄳动，其实就和真武汤证是相类似的。振振摇，身𥄳动，其实都是茯苓白术证，所以用茯苓桂枝白术甘草汤主之。

讲到这里顺便延伸一下，人体出现头晕，或者振振摇，或者身𥄳动这些类似的症状，我认为它们是有联系的一系列症状。比如咳嗽和小便不利是有对应关系的，所以我们用茯苓不但可以治疗小便不利，还可以治疗咳嗽。一样的道理，治疗头昏（头晕）和振振摇（或身𥄳动），其实都是茯苓白术证，实际上都是相对应的。

当身体出现头晕、振振摇、身𥄳动的时候，就是告诉我们，体内的津液不是很充足了，这时候，我们不能用汗解的方法，而是要用茯苓剂这一类下解的模式。

患者如果头痛或脉浮紧，这种是津液很充足的状况，如葛根汤，虽有下利，但有头痛，有脉浮紧，提示津液是充足的，我们还是要走上解的途径、汗解的模式。临床上，出现头晕、振振摇、身𥄳动，我们都要考虑一下茯苓剂。

【药证提示】

（1）茯苓证：①小便不利；②咳嗽。

（2）白术证：心下满。

（3）茯苓白术证：①头晕；②振振摇；③身𥄳动。

芍药甘草附子汤

【原文】 发汗，病不解，反恶寒者（注虚故也），芍药甘草附子汤主之。（68）

芍药甘草附子汤方

芍药　甘草（炙）各三两　附子（炮，去皮，破八片）一枚

上三味，以水五升，煮取一升五合，去滓，分温三服。

【解读】 这一条，虽短小，但里面有很多内容。就是说通过汗法（发汗），病却没有解掉。换句话说，太阳病发汗，表未解，反而出现了恶寒这种状况。括号中注解"虚故也"，这个注解很好。我们不喜欢注解，但有些注解很好，我们可以一起学习。这是怎么回事呢？

太阳病发汗，但表解不掉，反而出现了怕冷（恶寒），这种状况是因为身体太虚了，体能虚了。这个"虚故也"是指体能、机能太虚了，就像有些人新冠之后觉得身体很虚，一动就觉得很累，或者新冠后一段时间特别怕冷，其实跟第68条是差不多的，其实就是"虚故也"。这种情况怎么治疗？就用芍药甘草附子汤，就这么简单。很明显，附子就是补充体能的。这一点大家可以好好地理解一下。

第67、68条，这两条其实是连在一起的。

前面一条（第67条），也是通过吐下法之后，津液匮乏，出现了起则头眩、脉沉紧、身为振振摇这些情况，对应的就是苓桂术甘汤（茯苓桂枝白术甘草汤）。

第68条，通过发汗，病还是未解（表未解），反而出现了身体虚弱的反恶寒，用芍药甘草附子汤来补虚。从另外一个角度想，芍药甘草附子汤是可以解表的，表未解用芍药甘草附子汤，那么表就解掉了，病也好了。

说到这里，我们再补充一下第67条的茯苓桂枝白术甘草汤。人们常说苓桂剂，像这种起则头眩、身为振振摇的，跟体位改变有关系的情况，我们选择的就是苓桂剂——苓桂术甘汤。因为有气上冲胸（桂枝证），所以肯定要用带桂枝的方剂，心下逆满是白术证，头眩（头昏）是茯苓白术证，那就是带

茯苓、白术、桂枝的苓桂术甘汤。津液有相对的不足，所以有炙甘草在里面。

还有一种情况，不是以气上冲胸为表现，而是有一点腹痛或者偏腹胀，这时也需要走下解途径，这种情况就用带芍药的方剂。比如真武汤就是带芍药的方子；还有去桂加茯苓白术汤，也带芍药，方中去掉了桂枝，因为没有气上冲胸；还有附子汤，跟真武汤很接近，就是去掉生姜加了人参，附子汤也是带芍药不带桂枝的方子。这是一种方法，都是用带茯苓白术但没有桂枝的方子，一般都有点心下满、有点腹痛或者腹胀这些表现。

带桂枝的：一个是苓桂术甘汤，基本上有气上冲胸的情况，就要用带桂枝的茯苓白术剂，不单是苓桂术甘汤，还包括茯苓甘草汤（苓桂姜甘），也可以有气上冲胸。还有五苓散，比如口渴比较明显的情况下可用，因为猪苓、泽泻都有渴的药证；五苓散也有桂枝，桂枝证有气上冲胸。反正带桂枝、带茯苓白术的方，一般都有气上冲胸。

我们讲第67、68条时就补充这些内容，大家仔细研究一下。

第68条的芍药甘草附子汤，又给我们多提供了一种治疗虚人感冒的方法，大家在临床上应用机会应该很多。就是说"虚故也"，体能虚的人（素体虚的人），如果出现发汗之后恶寒，用桂枝汤反而恶寒表不解（用了桂枝汤无效的）这种情况，直接用芍药甘草附子汤，恶寒这些体虚的表现是可以解除的。刚才我也说了，芍药甘草附子汤，从这一条可以看出，它也可以解表，我们的思维不能太固化了。

茯苓四逆汤

【原文】发汗，若下之，病仍不解，烦躁者，茯苓四逆汤主之。（69）

茯苓四逆汤方

茯苓四两　人参一两　附子（生用，去皮，破八片）一枚　甘草（炙）二两　干姜一两

上五味，以水五升，煮取三升，去滓，温服七合，日三服。

【解读】第69条要跟第68条结合起来理解，第68条说，发汗表不

解，反恶寒，要用芍药甘草附子汤。第69条也一样，用了发汗的方法，但表未解。

这一条，发汗，表未解，不但没有用芍药甘草附子汤来治疗，反而用了下法（"若下之"，反而用了下法）。本来已经很虚弱了，用了下法津液就更加亏虚，不可能再通过汗法来上解了。津亏会出现烦躁，这种情况怎么办？

这种情况就无法上解了，必须用下解的模式。我们说过很多次，茯苓就是下解的一个代表药，用下解的方法，我们就用茯苓解；津液匮乏了，就用干姜来补津液，炙甘草来固护津液；用生附子补充体能，保护脏器，比如抗病过激（如下利清谷、上吐下泻、霍乱）现象用四逆汤，方中生附子就是起到补充体能、保护脏器的作用。

这里的茯苓四逆汤，不但有茯苓这个下解的药物，还有人参。我认为在这里用人参，并不是因为有心下痞硬什么的，人参在这里的药证是补充津液，因为我从患者烦渴不止的时候用白虎加人参汤感受到人参是可以补充津液的。

同样的，茯苓四逆汤证，在这里出现了津液非常匮乏的情况，出现烦躁了，为什么要用茯苓四逆汤？

用茯苓是下解的模式，已经不可能用汗法了，不能用上解，那就用下解，就用茯苓解；干姜补充津液；炙甘草固护津液；生附子补充体能，保护脏器不受损害，脱水的情况下，脏器最容易受到损害，或者出现抗病过激这类现象；人参补充大量津液，帮助干姜补充津液。一般来说，干姜补充少阳津液，粳米补充阳明津液，人参，我认为所有的津液它都可以补充，阳明津液绝对是可以补充的。

这一条，我们这样分解，大家就很好理解为什么要用茯苓四逆汤了。

【药证提示】

（1）生附子证：补充体能，保护脏器。

（2）人参证：①心下痞硬；②补充津液。

（3）干姜证：补津液。

（4）炙甘草证：固护津液。

（5）茯苓：下解代表药。

调胃承气汤

【原文】 发汗后，恶寒者，虚故也；不恶寒，但热者，实也。当和胃气，与调胃承气汤。（70）

调胃承气汤方

芒硝半升　甘草（炙）二两　大黄（去皮，清酒洗）四两

上三味，以水三升，煮取一升，去滓，内芒硝，更煮一两沸，顿服注

加减方非疑仲景方。

【解读】 第70条跟第68条是衔接的，康平本《伤寒论》把这些条文连在一起，其实这几条有密切关联。

第70条，就是用了汗法之后，如果还是恶寒，这是"虚故也"。刚才第68条已经讲了这种情况是体能虚，就用芍药甘草附子汤。

不恶寒者，没有恶寒表现，只是热（但热者），这个热，如果理解成发热，我也没有什么异议。但按照我的理解，热是汗的意思。古代没有测温枪、体温计，如何判断热不热？出汗了就是热；如何判断冷不冷，寒不寒？吃了冷的东西拉肚子了，腹泻了就是寒。按照我对《伤寒论》的理解，很多地方的热是指汗，寒是指腹泻。大家可以试着这样去理解，其实是有道理的。

这条是说，发汗后恶寒的，虚故也，用芍药甘草附子汤；不恶寒的，有点热、有点出汗的，或者有点发热的，这就是实，而不是"虚故也"，不是体虚，这种情况就应当和胃气。此处的胃指的是肠道，不是生理解剖学中的胃，这里说的是肠气。"当和胃气，与调胃承气汤"，就是说让大便软化一下。大黄有大便难的药证，用大黄把比较干燥的大便排出去；用芒硝软化大便；用炙甘草固护津液。

调胃承气汤里的炙甘草是二两，而且是顿服。我为什么说它的作用是固护津液？因为二两顿服，如果再服，一天吃两次药，就相当于四两了，一次服二两，如果按15g一两计算，即一次服用30g炙甘草，这肯定是固津液的，这是不会错的。

这种情况就用调胃承气汤。这种情况就是"不恶寒，但热者，实也。当

和胃气，与调胃承气汤"。第70条要与第68条联系起来理解。

其实《伤寒论》条文就是要反复熟读，能够背下来最好，如果背不了，就反复熟读。当临床上有对应症状的患者来的时候，条文自然而然就浮现在你的脑海里面，所以这点非常重要。

康平本把这几个经方都罗列在后面，刚才学习条文的时候已经讲了一些药证，说到这里，再补充学习一下这几个方子。

（1）茯苓桂枝白术甘草汤：茯苓跟白术一起的药证是头昏、头晕；白术有心下满的药证；桂枝有平冲之效，气上冲胸、胸闷是桂枝证；炙甘草用到二两的情况下有固护津液的作用。如前所述，苓桂术甘汤证有相对的津液不足。

凡是见到头晕，药证方面首先要想到茯苓、白术，绝大部分头晕都要想到茯苓、白术，然后区分是桂枝证还是芍药证。有气上冲胸表现就选择含桂枝证的方药，如五苓散、苓桂术甘汤、茯苓甘草汤；有点腹痛、腹满的就选含芍药证的方药，如真武汤、附子汤、去桂加茯苓白术汤等，选下解模式带茯苓又带芍药的方剂。

（2）芍药甘草附子汤：它的整体方证是补虚、解表，不但整体补虚，还可以解邪（解表）。这个整体方证是我们需要掌握的，不需要去分解药证，掌握整体方证很重要。桂枝汤解不了反而恶寒的情况，就用芍药甘草附子汤。

（3）茯苓四逆汤：我们刚才在分析条文的时候已经说得很明白了，茯苓是用下解的模式；人参在这里我认为是补充津液的；生附子一枚，补充少阴体能，并且保护脏器；炙甘草用了二两，有固护津液的作用，防止水分继续丢失；干姜，生津液。

（4）调胃承气汤：第70条没有罗列症状，就说了"不恶寒，但热者，实也，当和胃气，与调胃承气汤"。从药物的组成，我们可以看出，芒硝的主要药证是大便干结，芒硝有大便干、大便坚的药证；大黄的药证有大便难，还有谵语。第70条相当于除了有阳明病的不怕冷，还有大便干、大便难以及谵语的隐藏症状。

还有"但热者"的"热"，我把它理解成出汗。为什么呢？

其实从调胃承气汤，可以更加肯定里面的"但热者"就是但出汗。因为承气汤证基本上都有濈然汗出，就是出汗的表现，所以"但热者"理解成出汗是有道理、有依据的。承气汤对濈然汗出是很有效的，比如有些人汗出用桂枝汤解不了，用白虎汤也解不了，你给他服一剂大承气汤，让他腹泻一下，这个汗就解了，手足汗出这些症状就会好很多，临床上有这种情况。

在这里，特别跟大家说一下用量的问题。

调胃承气汤中芒硝半升，按照 200ml 为一升计算，古代都要用 100ml 芒硝，大家在临床上千万不要这样用！这个太厉害了！我用芒硝 10g，很坚的大便都会软化了。大家千万不要用 100ml 这么多的芒硝，就用 10 多克效果都蛮不错了。

还有大黄四两，量也很大，以水三升，煮取一升。大黄去了皮，用清酒洗了，然后用水三升，煮取一升，相当于煮的时间是比较长的。如果大黄仅泡水，或者煮一两沸，那么它的泻下功能就很强，会腹痛得很厉害。煮久一点，它就有治大便难的作用，可以推动大便排出去。煮一两沸，或者用开水泡，这样喝下去，若用四两那是很厉害的，大家临床上用量不要太大，要掌控好，煮得久会好一些。特别是调胃承气汤是顿服，若用芒硝半升、大黄四两，真的一次性服下这么多，那确实会腹泻得很厉害，甚至止不住地拉，真的是有点吓人的。

承气汤类，大家千万不要给患者开很多剂，开一两剂就差不多了，只开一剂都是可以的，我很多时候就开一剂。

【药证提示】

（1）大黄证：①大便难（把大便排出去）；②谵语。

（2）芒硝证：大便干（软化大便）。

（3）炙甘草证：用到二两（30g），有固护津液的作用。

（4）茯苓证：头昏。

（5）白术证：心下满。

（6）茯苓白术证：①头昏、头晕；②心下满。

（7）桂枝证：①平冲（气上冲胸）；②胸闷。

五苓散

【原文】 太阳病，发汗后，大汗出，胃中干，躁烦不得眠，欲得饮水者，少少与饮之，令胃气和则愈。若脉浮，小便不利，微

热消渴者，五苓散主之。（71）

五苓散方

猪苓（去皮）十八铢　泽泻一两六铢　白术十八铢　茯苓十八铢　桂枝（去皮）
半两

上五味，捣为散，以白饮和，服方寸匕，日三服。多饮暖水，汗出
愈。如法将息。

【解读】　第71条跟第70条有点类似，发汗后，也是大汗出，导致胃中
干。这里的胃中干指的是肠道津液比较干枯，不是解剖学上的胃中干，是肠
道比较干，里面有大便比较干结。

烦躁不得眠：津液亏损导致烦躁，不得眠就是不睡觉。欲得饮水者：想
喝一点水。

这一条是说，通过发汗后，大汗出了，造成肠道干燥，只是有烦躁，不
得眠，只是想喝一点水。他没有出现谵语，如果出现了谵语，就不可能喝一
点水就好了。欲得饮水者：有点渴，想喝点水。然后就给他稍微喝一点水，
不要喝太多。只要胃气和则愈，肠道就没有这么干枯了，那么病就好了。

如果出现了第29条或者第70条那样的情况，特别是第29条说得就很明
确，如果有谵语，就要用调胃承气汤。你就喝一点水，不可能令胃气和则愈，
那已经不是喝水能解决的问题了。

接下来：若脉浮，小便不利，微热消渴者，五苓散主之。

这一条，大家应该予以重视，条文是什么意思？

就是说，如果这个患者，发汗后，大汗出，胃中干，没有好。（前面不
是很严重，就是想喝水，只是给他喝一点水，令胃气和就好了。）如果出现了
脉浮（脉浮就有外证了）、小便不利（小便少或者小便黄也叫小便不利），还
有微热（微微出汗），还很渴（这是消渴，不是前面的"少少与"的饮水。消
渴，就是很口渴），这种情况我们就要用五苓散。

这一点变相地给我们指出了五苓散很重要的抓手和指征。

第一，要脉浮，还有点微汗出。感觉像有外证的表现——脉浮，微热就
是有微汗出。第二，有小便不利。第三，一定要非常烦渴。消渴：很渴，不
是一般的"欲饮水""欲得饮水者少少与之"，这跟消渴区别是很大的。下面

的五苓散里，我们待会要推出新的药证，就跟这个节点是有关系的。

这个条文字面上很好理解，但条文中提出的五苓散抓手，大家一定要多去思考。其抓手就是脉浮、消渴、小便不利，而且还可以微热（微汗出），当然不一定要有微汗出。总之，有脉浮、消渴、小便不利，才用五苓散。如果没有消渴，其实都不需要用五苓散（因为五苓散中的猪苓、泽泻就没有应用的意义了），用苓桂术甘汤就可以，苓桂术甘汤证就没有口渴（因为方中没有猪苓、泽泻）。这就是我们说的新的药证。

五苓散：猪苓（去皮）十八铢，泽泻一两六铢，白术十八铢，茯苓十八铢，桂枝（去皮）半两。

大家看，这个比例很重要：泽泻一两六铢。我们这样算，比如猪苓十八铢，按照六铢一份，猪苓相当于有三份；白术是十八铢，也是三份；茯苓同样是十八铢，亦是三份。那么猪苓、白术、茯苓都是等量的三份。按六铢一份来算，泽泻一两六铢，二十四铢是一两，一两六铢就是三十铢，三十铢就是五份；桂枝半两，半两就是十二铢，六铢一份，相当于桂枝是两份。那么就是这个比例：泽泻五份；茯苓、猪苓、白术三份；桂枝两份。

桂枝最少，泽泻最多。此处泽泻的药证就是渴，这对阳明的渴非常有效。猪苓也有止渴的药证，其实下一条就要讲猪苓，就是第72条的"发汗已，脉浮数，烦渴者，五苓散主之"，条文中都有烦。猪苓不但有止渴作用，还有烦的药证。

茯苓、白术的药证讲了很多遍，此处不再赘述。这里涉及新的药证，烦是猪苓的药证。还有就是渴，泽泻汤的药证就是渴，当然泽泻汤也是治疗"苦冒眩"的，应该说泽泻汤证是有渴的，只不过条文隐藏没有说。出现口渴，跟体位无关的头昏眩，用泽泻汤。治疗眩的药物，其实不是泽泻，是白术，我们反复强调了很多次，泽泻在那里面肯定是止渴的，当然它有没有止眩的作用，有可能有，不过更多的是归之于止渴这个药证。

还有一点需要注意，五苓散是用散剂。如果汤剂煮久了，泽泻的止渴效果就不好，所以用散剂。大家记住，泽泻不能久煮，泽泻如果入汤剂，它一般都要后下，这点要引起重视。泽泻久煮效果会减弱，止渴的药证就会差很多，最好是散剂，泽泻入汤剂一定要后下。

【原文】 发汗已，脉浮数，烦渴者，五苓散主之。（72）

【解读】 其实这一条，刚才讲药证的时候，已经都解读了。就是说发汗过后，脉浮数，这是太阳阳明合病。脉浮是太阳病表现，脉数是阳明病表现，而且有渴。大家都知道，仲景的不渴代表无阳明病，不呕代表无少阳病。第72条，其实是太阳阳明合病。

烦渴者，大家要分开解读，一方面是很烦，另一方面是很渴。这种情况用五苓散。

第72条非常简单，我们讲药证的时候已经说得很明白了。只不过，这个"烦渴者"，把它分开理解，就是说五苓散不单是可以治疗渴，还可以治疗烦，所以有些心烦的人喝了五苓散，心情会很愉快。我以前治疗围绝经期综合征的一些患者，她很烦，我用小柴胡汤，效果不太好的时候，如果还有很口渴的表现，有点小便不利，还有时候也容易出汗，围绝经期女性很多都有烘热汗出，我们刚好有脉浮、消渴、小便不利这个抓手，我就给她用五苓散，结果心情一下就好了，就不烦了。猪苓的药证非常明显，整体的方子也有消烦的作用。条文写得很清楚，"发汗已，脉浮数，烦渴者，五苓散主之"。

【药证提示】
（1）泽泻证：渴（阳明的渴）。注：泽泻后下，不能久煮。
（2）猪苓证：①渴；②烦。
（3）白术证：眩。

茯苓甘草汤

【原文】 伤寒，汗出而渴者，五苓散主之；小渴者，茯苓甘草汤主之。（73）

茯苓甘草汤方

茯苓二两　桂枝（去皮）二两　甘草（炙）一两　生姜（切）三两

上四味，以水四升，煮取二升，去滓，分温三服。

【解读】 这一条的"小渴者"，在宋本《伤寒论》里是"不渴"，这个关系不大。

条文的意思就是说，伤寒有汗出，还很渴。结合前面的条文，消渴就是很渴，就用五苓散。为什么呢？因为里面有泽泻，治疗消渴的效果非常好；猪苓除烦，也有止渴的药证。

小渴者，茯苓甘草汤主之：按照康平本《伤寒论》，就是不太渴，有一点点渴。按照宋本《伤寒论》的"不渴"，就是没有口渴的症状。这时候就不能用五苓散，只能茯苓甘草汤主之。因为茯苓甘草汤中没有猪苓和泽泻，只有茯苓、桂枝、甘草、生姜，没有渴的药证。这个条文更加证明，我们的观点都是从条文横向推断来的，这是正确的，有渴的就用泽泻和猪苓，没有渴就不用猪苓和泽泻。

这一条很简单：伤寒汗出而渴的用五苓散，不渴的就用茯苓甘草汤。

茯苓甘草汤的药物组成：茯苓二两，桂枝二两，炙甘草一两，生姜三两。

从药物组成可以看出，条文里有很多隐藏症状。临床上使用的时候，不可能来一个患者，符合伤寒、汗出，但不渴，我们就用茯苓甘草汤。可能吗？我觉得是不可能这样用的。为什么我们反复强调药证？因为我们通过药证，以方测证，就可以推断出一些症状。

茯苓甘草汤，有茯苓，可以推断出患者有一点头昏或咳嗽，因茯苓下解，治咳嗽、头昏；有桂枝，这个人不单是有汗出，还完全可能有胸闷、心悸。另外，生姜三两，量是很大的，可见患者还有恶心呕吐，而且恶心还比较厉害。

临床上会碰到患者有汗出、咳嗽，头有点昏，胸有点闷，还有点恶心，这种情况用茯苓甘草汤，效果应该是很好的。

【药证提示】

（1）茯苓证：①下解；②头昏；③咳嗽；④小便不利。

（2）桂枝证：①汗出；②胸闷，心悸。

（3）生姜证：恶心呕吐。

五苓散

【原文】 中风发热，六七日不解而烦（有表里证），渴欲饮水，水入口吐者（名曰：水逆），五苓散主之。（74）

【解读】 中风发热，六七日不解而烦：就是说有个人得了太阳中风，可能用了桂枝汤没有好，六七日不解；也有可能想扛过去没用药，也是过了六七日病没有好，反而出现很烦的情况。

渴欲饮水：特别渴，想喝水。

水入口吐者：水入口即吐。注释名曰水逆，其实说得也有道理，这是水逆证。

这种情况，五苓散主之。

这条很好理解，临床上发热汗出的患者，服桂枝汤没有好，或没用药过了六七天来诊治，不但有汗出，还很烦（烦就是猪苓证，第72条已经讲过），渴欲饮水（特别想喝水，特别渴，这应该是阳明病表现），所以他写了注释"有表里证"，这个注释需要去理解什么叫"有表里证"，就是有太阳证同时也有阳明证。特别想喝水是泽泻证。

水入口吐者：这是五苓散的整体方证。这种情况最好不用汤剂，用散剂是最好的。因为水入口即吐，五苓散弄成汤剂的话，可能喝下去就吐出来了，也许将汤剂浓度弄高一点会好一些，少少与之。

这种情况就用五苓散，这应该是非常明确的。有表里证，其实是有太阳病的中风发热，还非常渴，这是阳明病表现（仲景用渴指代阳明病）。

【药证提示】

（1）泽泻证：渴。

（2）猪苓证：①烦；②渴。

栀子豉汤，栀子甘草豉汤，栀子生姜豉汤

【原文】 发汗后，水药不得入口（为逆），若更发汗，必吐下

不止。

发汗吐下后，虚烦不得眠，若剧者，必反覆颠倒，心中懊憹，栀子豉汤主之。

若少气者，栀子甘草豉汤主之；

若呕者，栀子生姜豉汤主之。（76）

栀子豉汤方

栀子（擘）十四个　香豉（绵囊）四合

上二味，以水四升，先煮栀子，得二升半，内豉，煮取一升半，去滓，分为二服，温进一服。得吐者，止后服。

栀子甘草豉汤方

栀子（擘）十四枚　甘草（炙）二两　香豉（绵囊）四合

上三味，以水四升，先煮栀子、甘草，取二升半，内豉，煮取一升半，去滓，分二服，温进一服。得吐者，止后服。

栀子生姜豉汤方

栀子（擘）十四个　生姜五两　香豉（绵囊）四合

上三味，以水四升，先煮栀子、生姜，取二升半，内豉，煮取一升半，去滓，分二服，温进一服。得吐者，止后服。

【解读】　这一条，我认为比较重要。这里说了栀子豉汤、栀子甘草豉汤、栀子生姜豉汤，后面两个方都是建立在栀子豉汤的基础上，分别加了甘草和生姜。

首先来看栀子豉汤证。太阳病发汗后，水药不得入口。这种情况，是发汗用了麻黄汤的可能性很大，麻黄汤很容易伤胃，有些人吃了麻黄汤会胃不舒服。我们说过，这是把津液调到表去了，胃的津液就少了，所以会不舒服。为什么"发汗后，水药不得入口"不是因为服了桂枝汤呢？因为桂枝汤里有生姜，一般服用了带生姜的方药都不会出现恶心，生姜本身就有止呕的作用，所以这种情况有可能是服了麻黄汤来发汗。

若更发汗：就是说重新又用了麻黄汤。为什么呢？因为在《伤寒论》里面，所有的"更发汗"都指的是麻黄汤，前面没有发、再发都是用麻黄汤，麻黄汤肯定比桂枝汤厉害，所以说"更发汗"是指再次用了麻黄汤，这一点是肯定的。

发汗后，水药不得入口，就已经对胃的津液造成了损伤，出现了胃肠道反应，再用发汗剂，津液就伤得更厉害了，伤津伤胃。明明用了麻黄已经呕吐，胃肠道症状都出来了，还要更发汗，再用麻黄汤，肯定就吐下不止了。麻黄的副作用，让整个机能都紊乱了，不但呕吐，还拉稀，就好像引起抗病过激一样地又吐又泻，所以"更发汗，必吐下不止"。

通过发汗、吐下之后，虚烦不得眠。若剧者，必反覆颠倒，心中懊憹：特别严重的，还会出现反复颠倒、心中懊憹这些症状。

这一条我们要理解"虚烦不得眠"，前面加了一个"虚"字，说明不是调胃承气汤说的"胃中干，躁烦不得眠"（第71条），它是为了排除调胃承气汤证。前面第71条已经说了：太阳病，发汗后，大汗出，胃中干，躁烦不得眠，欲得饮水者，少少与饮之，胃气和则愈。

我们说过，那种津液不是很匮乏的情况，给一点水，少少喝一点就好了。如果出现了第29条中烦躁谵语的情况，就要用调胃承气汤。为什么要插入这么多内容？为什么要把第71条的内容重复讲？

就是要排除调胃承气汤证，我们才选择栀子豉汤。到底该用调胃承气汤还是栀子豉汤？虚烦不得眠，就用栀子豉汤。这一点很重要，大家要去理解。

"心中懊憹"这一点，我要特别强调一下。什么叫"心中懊憹"？"心中懊憹"就是怎么都不舒服，想吐也好，恶心也好，烦躁也好，不适也好，反正就是心中不舒服。这点要去体会，患者在面前的时候，他会表现出来。这不一定非要用语言跟你表达得多清楚，有些东西只可意会不可言传。这里有个重点，心中这个位置很重要，仲景写心中懊憹的时候，其实重点是提示这个位置，就在胸骨的正中胸口部位。

胸口部位按现在的解剖学来说，我们认为是食管下端，也就是心窝那个位置。心中懊憹，就是这里不舒服。在临床上，比如食管炎很不舒服的时候，我就用栀子豉汤，只要是心窝那里的各种不舒服，把栀子豉汤加上去，都会有效果。不单是心口（心窝）那里发热或发烫，想到栀子是寒性的，哪怕心口（心窝）那里发凉，或者其他的不适感觉，把栀子豉汤加进去，都有事半功倍的效果。这是临床经验，只要找准位置，都会有效果。我在临床上治疗食管癌，很多时候也会加一点栀子豉汤进去。特别强调一下，淡豆豉不要用多了，用多了有些人会想吐。

若少气者，栀子甘草豉汤主之。少气如何理解呢？少气要与短气区分开。气短是桂枝证；这里是栀子甘草豉汤，在栀子豉汤之上加用了甘草，用于少气者。从这里我们学到一个药证——甘草是可以补气的，少气就加甘草，仲景是这样用的。我们临床上用到大剂量甘草的时候，确实有益气的作用，它有补益之效。伤寒也讲补益，比如虚劳建中汤类，也有补益的作用。

换句话说，不但反复颠倒、心中懊恼，还有感觉没力气（少气，差气，差神，差精气神），这种情况就要以栀子甘草豉汤主之。此处的甘草有少气的药证。

若呕吐者，栀子生姜豉汤主之。大家都很熟悉了，生姜有呕吐的药证。只要有呕吐，又有反复颠倒、懊恼，则再加生姜。

栀子豉汤，我们重点解读栀子的药证，在临床上，或从条文的"虚烦不得眠"可知，除烦是栀子的药证，大家可以去理解。栀子，我认为最重要的是它的部位药证，就是在心中或者是胸中。比如第77条的"烦热胸中窒者"，胸中就是胸的最中部那个位置，后面的条文我们会讲到。

【药证提示】

（1）栀子证：①烦（除烦）；②部位：心中或胸中（心窝或食管下端）的位置不舒服；③失眠。

（2）甘草证：少气（大剂有补气作用）。

（3）生姜证：呕吐。

栀子豉汤

【原文】 发汗，若下之，而烦热胸中窒者，栀子豉汤主之。（77）

【解读】 这一条，条文本意很好理解，就是说发汗，又用了下法，出现了烦热胸中窒者，就用栀子豉汤治疗。"主之"就是直接告诉你用这个方治疗，不是可与栀子豉汤，直接说栀子豉汤主之，这种情况不能用其他方，只能用这个方，这就是经方的唯一性，或者叫循证医学的特点。凡是发汗、下之，出现了烦热胸中窒的，就用栀子豉汤主之，这是跟临床息息相关的。

这个条文我细化一下。"发汗，若下之，而烦热"，这个"烦"和"热"我们要分开。"烦"是栀子证。"热"可以理解成有一点发热，我更赞成理解为有点汗出。古人说"热"，很多时候是指出汗；"寒"指下利、拉肚子。"烦热"就是说这个人烦，又有一点点汗出。

胸中窒者："胸中"主要强调位置，胸中、心中的位置是差不多的。

这种情况用栀子豉汤。关于栀子豉汤，失眠其实也是栀子的药证，不单是虚烦，我在临床上已有验证。比如，我选一个柴胡加龙骨牡蛎汤证的患者，他有点虚烦，感觉胸中位置也不太舒服，这种情况加用栀子豉汤，我觉得效果是很肯定的。我就延伸了一点，大家有兴趣可以去试。

【原文】伤寒五六日，大下之后，身热不去，心中结痛者，未欲解也，栀子豉汤主之。(78)

【解读】 这一条提到"心中结痛者"，跟第76条的"心中懊恼"，说的都是"心中"。只要是在心中（胸中、心窝）这个位置的，不仅仅是心中懊恼，有一点痛也好，有一点不舒服也好，说不出来的感觉也好，甚至于胸中、胸口、心窝这里发冷也好，都可以用栀子豉汤。

第78条的"伤寒五六日，大下之后"，大家记住，这不是普通的下法，这是大下，损伤津液是很厉害的。古人治病常用的几板斧：先用汗法，汗法不好就用下法，或者用吐法。汗、吐、下之后，身热不去，病还没有解。这里的热，你可以理解为有点发热，也可以理解为有点出汗。栀子豉汤对于阳明汗出，效果也是可以的。身上有点汗，有点发热不去，心窝这里还结痛，就是说比心中懊恼还要厉害一点、还要痛。"未欲解也"就是病没有好。身热不去、心中结痛就用栀子豉汤。这也很明确，在心中这个位置就用栀子豉汤。

【药证提示】 栀子证：①烦；②失眠。

栀子厚朴汤

【原文】 伤寒下后，心烦腹满，卧起不安者，栀子厚朴汤主之。（79）

栀子厚朴汤方

栀子（擘）十四个　厚朴（去皮）四两　枳实（浸水，炙令黄）四枚

上三味，以水三升半，煮取一升半，去滓，分二服，温进一服，得吐者，止后服。

【解读】 这一条是说，伤寒，用了下法之后，出现了心烦。这里没说虚烦、实烦，直接说的是心烦，不像第76条说的是"虚烦不得眠"。

卧起不安者：躺也不是，起也不是。这位患者心烦，还有腹胀腹满，那么定位就定在了腹部，枳实厚朴证就出来了。

心烦，又有腹胀腹满，躺也不是，起也不是（卧起不安），这种情况就用栀子厚朴汤治疗。

栀子厚朴汤的组成：栀子豉汤去掉了淡豆豉，然后加用四两厚朴和四枚枳实。四两厚朴的量还是很大的，因为有腹满。你看承气汤里面，枳实厚朴有除满（除腹满）的药证，两味药都是除满的。

栀子厚朴汤的厚朴四两是分为两服的，相当于一服就是厚朴二两，大剂量的厚朴除腹胀的效果是肯定的，枳实也有除胀、除腹满的作用，两味药都有此药证。

临床上，心烦又腹胀、卧起不安的这种情况，还有夜尿频多，又有心烦，睡眠也不太好的情况，我常用栀子厚朴汤。这点大家临床上可以去验证。

有些夜尿多的患者，即使我们辨证属真武汤证的夜尿多（真武汤证其实也可以有腹胀，因为里面有芍药，芍药可以治腹满），如果他又很心烦，这时候就在真武汤基础之上合栀子厚朴汤。真武汤按脏腑病证叫脾肾阳虚，感觉是纯粹的少阴、太阴的寒性阴性病，为什么要加栀子厚朴汤？

栀子厚朴汤，显然阳明偏多。其实有些时候，我们在临床上更加注重的是方证的对应、药证的对应，不必太过于拘泥阴病、阳病。我用甘草附子汤

来治疗痛风，效果很好。甘草附子汤，一众阳性药，患者痛风症见足部红肿，用甘草附子汤，效果是很好的，患者服了三次药，后来回访说再也没有发作过。所以我们不要过分强调药物的寒性、热性，病的寒性、热性，其实这些都是人为去添加的，最重要的是症状反应。相信我就记住这句话：症状反应就是疾病的本质。

【药证提示】 枳实厚朴证：腹满腹胀。

栀子干姜汤

【原文】 伤寒，医以丸药大下之，身热不去，微烦者，栀子干姜汤主之。（80）

栀子干姜汤方
栀子（擘）十四个　干姜一两

上二味，以水三升半，煮取一升半，去滓，分二服，温进一服。得吐者，止后服。

【解读】 这一条是说，伤寒，医生用丸药大下之。不是普通地下之，是大下之，所以就伤了津液。为什么选用栀子干姜汤？

因为丸药大下伤了津液，所以用干姜来补津液。这一条很明确，干姜的药证是补津液，在前面的甘草干姜汤条文中我们有解读，在这条里面更加得到证实。

大下之后，身热不去。第78条也是"大下之后，身热不去"。此处可以理解为他有点发热没有解掉，也可以理解为他一直在出汗，有汗出，说明外证没有去，还出现了微烦，那么栀子干姜汤主之。

这一条说"微烦者"，干姜是不可能止烦的，但栀子干姜汤主之，那么栀子就是除烦的。这一条更加证明了栀子可以除烦。

大下之后伤津，津液的补充是靠干姜，而栀子是绝对不能补充津液的，这是可以肯定的。这一条只有两味药：栀子和干姜，通过条文，我们都可以从中解读出来，栀子的药证有烦，干姜的药证是补津液。

另外，关于身热不去，我反复说，古人有时候说热就是汗，有点出汗。

我在临床上也刻意去验证，汗出的情况，有时候用桂枝汤效果不好，或者用白虎汤效果不好，或者有些阳明病用承气汤治溅然汗出的效果也不好。这时候，我们用栀子豉汤，患者反而就不出汗了。

在临床中，遇到新冠之后汗出的患者，我特意把栀子豉汤用上去，汗出就解了。栀子对出汗，我认为应该是有一定效果的。只要是对证，有相应的症状，比如有心中懊恼、反覆颠倒，或者是胸口（心窝）不舒服，又有出汗，栀子豉汤是有效果的。加上条文有"身热不去"，这个热，如果理解为出汗，那就叫条文对证。

【药证提示】

（1）栀子证：①烦；②出汗。

（2）干姜证：补津液。

太阳病，误下，复发汗

【原文】 大下之后，复发汗，小便不利者（亡津），勿治之，得小便利，必自愈。（59）

【解读】 在康平本《伤寒论》里，第 80 条之后接着就是第 59 条、60 条、61 条，而且是有连贯性的，所以我们在第 80 条之后开始讲第 59 条。

这一条跟第 80 条是相关的，都是伤寒大下之后。不但下了，还"复发汗"。"复发汗"有可能是又用了麻黄汤，肯定就会小便不利，因为没有津液了。换句话说，这里的小便不利，就是没有津液了，没有小便了。

这个注解我觉得很不错，他说"亡津"。有些注"亡阳"，津和阳在伤寒里面是相通的，都是指津液，这里没有说亡阳，直接说亡津液。这种情况，条文说勿治之，即不需要治疗，不要按照小便不利去用茯苓、白术这些药物，那是不对的。因为大下之后复发汗，亡津液了，所以就没有小便了。勿治之，即不要治。等到患者有小便了，说明津液慢慢恢复了，那么患者一定会自己好的。这个大家应该很好理解。

大家要明白这一条的"小便不利"是什么意思。小便不利有太多概念，仲景没有说得那么细，必须自己去理解，还好此处的括号里注解了"亡津"。用了下法，又发了汗，哪里还有津液。大便排出了津液，毛孔又发了这么多津液出来，根本就没有小便了。津液慢慢恢复了，肯定小便就自利了，患者就会自己好的。

【原文】 下之后，复发汗，必振寒，脉微细注 所以然者，以内外俱虚故也。（60）

【解读】 这一条，同样用了下法，又用了汗法，肯定津液损伤得非常严重。

必振寒：为什么会必振寒？因为津液太匮乏了，就会出现振寒的情况。我举个例子：有些体质比较差的人，本身津液比较亏损，他去小便后，就会出现振寒（就像打寒战一样，背心发凉一样抖动两下，其实就是振寒）。

脉微细：这里的脉微细，主要指脉微这种状况。后面有注解"所以然者，以内外俱虚故也"。内外俱虚，可以注解为阴阳俱虚。

振寒，津液亏虚，是不是需要干姜补充津液？那么接下来的第61条干姜附子汤证，果不其然，确实有这种情况，因为第61条也是紧跟着第60条出来的内容。

【药证提示】 干姜证：补充津液。

干姜附子汤

【原文】 经下之后，发汗，昼日烦躁不得眠，夜而安静，不呕，不渴，无表证，脉沉微，身无大热者，干姜附子汤主之。（61）

干姜附子汤方

干姜一两　附子（生用，去皮，切八片）一枚

上二味，以水三升，煮取一升，去滓，顿服。

【解读】 这条是说用了下法，又用了汗法，跟第60条一模一样，先下后汗。第60条说"必振寒，脉微细"，这条没有提"必振寒"，但有"昼日烦躁"，昼指的是白天，即白天很烦躁。白天想睡觉都睡不了，但是到了夜晚，

就"夜而安静"了，就是说白天这个病会很重，到了夜晚就很平静，白天重晚上轻。

不呕，仲景用呕来指少阳证。"往来寒热，胸胁苦满，默默不欲饮食，心烦喜呕"是少阳证的四大主症。不呕代表无少阳病，不渴代表无阳明病，无表证就是没有太阳病。

身无大热者，指的是什么？这里可以肯定地说，不是没有高热的意思。古人没有体温枪，也没有温度计。古代的热是出汗，寒是下利。身无大热是汗出不多之意。待会我会给大家详细讲，为什么我敢肯定是汗出不多，因为是干姜附子汤主之。

说了这么多，这一条就是告诉大家：白天病情加重，晚上病情减轻，这种情况，没有少阳病，也没有阳明病，亦排除太阳病，脉是沉微的。这里的脉沉，不是指水饮。很多时候脉沉是指水饮，这里的脉沉是指津液亏虚，脉管没有浮起来，脉管是空的，津液很少，这个沉跟刚才我说的脉微细的细是一样的道理。脉微是附子证。这种情况，我们临床上就选择干姜附子汤。这个大家应该能够记住，这是条文明确指出的。

我刚才说，身无大热者的热指的是汗，为什么呢？

条文已经非常明确：经下法和发汗后，津液已经亏损了。脉沉，说明津液亏损，脉微说明体能也很低下。生附子用于补充少阴体能，干姜补充津液。方中没有用炙甘草，即没用四逆汤，是因为用了下法，又用了汗法，但他是"身无大热者"，并没有大量出汗，所以就不需要大量炙甘草来固护津液。

所以说，这里的"身无大热者"，就是指没有大汗。如果汗出了很多，必定会出现下利清谷、下利不止等表现，那就要用四逆汤了。这里只用了干姜附子汤，没有用炙甘草，更加证明他没有大汗淋漓。这一条，我们延伸得比较多，讲得也比较细化。

【药证提示】 生附子证：补充少阴机能。

真武汤

【原文】 太阳病发汗，汗出不解，其人仍发热，心下悸，头眩，身𥆧动，振振欲擗地者，真武汤主之。（82）

【解读】 这个条文，解读起来很简单，大家一看就很明白。

太阳病，通过发汗，汗出了，但病不解。就是说太阳病还没有解，这一点大家要记住，不要一想到真武汤证就是脾肾阳虚，其实汗出是不解的，这个病外证未解。

其人仍发热：这里的发热不是"身热不去"的那个热（身无大热的热是汗），而是自觉发热。这是不一样的，就是说哪怕体温不高，自我感觉也是发热，这是自觉证，不是他觉证。

心下悸：这里有个部位——心下，心下悸，就是胸口（心窝）下面有悸动。

在这个条文里能看到，茯苓不但可以治疗头昏、治疗咳嗽，还有心下悸的药证。为什么呢？

因为真武汤治疗心下悸，真武汤里没有桂枝，那么就是茯苓治疗心下悸。为什么我敢说肯定是茯苓？为什么不是附子、不是白芍？

因为第356条的茯苓甘草汤，也治"厥而心下悸"，就是茯苓证，那里面也是有大量的茯苓。茯苓治疗心下悸，大家有兴趣可以关注一下，这是新的药证。

头眩：头昏目眩是茯苓证、白术证。一般来说，头昏、头眩，我们把茯苓、白术放在一起。但头痛就是津液要充足一些才会头痛，我说过，体能好的人是头痛，而不是头昏；体能、机能差一点的，他就是头眩，这是茯苓白术证。

身瞤动，振振欲擗地者：这些都是茯苓证。

这种情况就用真武汤主之。第82条，我们从字面上解读，大家很容易理解，也很明白。本条主要的症状，就是汗出没有解，通过发汗，外证没有解，仍然发热，同时还有心下悸，并且头昏目眩，身瞤动，振振欲擗地。身瞤动，就是一抖一抖的，也包括肉跳，这些都属于身瞤动，有些人肌肉会跳。前段时间我有个案例，就是患者腹部的肉会跳，就可以从下解的模式治，下解我们用茯苓解，这种情况就可以用真武汤。临床上有抖动这种情况，比如帕金森病等，我们多一个方证，也可以考虑真武汤。

第82条应该跟第316条连贯起来学习，所以我把第316条的有些内容一起讲，大家也方便横向比较。第316条中的很多症状，没有在第82条里面表现出来。

【原文】 少阴病，二三日不已，至四五日，腹痛，小便不利，四肢沉重疼痛，自下利（自下利者，此为有水气也），其人或咳，或小便利，或下利，或呕者，真武汤主之。（316）

真武汤方

茯苓三两　芍药三两　白术二两　生姜（切）三两　附子（炮，去皮，破八片）一枚

上五味，以水八升，煮取三升，去滓，温服七合，日三服。

【解读】 为什么把这一条放在此处一起学习？因为真武汤在第82条里面，没有把药物的组成提出来，而第316条说了很多真武汤其他的药证内容，结合在一起，我们就更明白了。真武汤不但有心下悸的茯苓证，有头昏目眩、身瞤动的茯苓白术证，同时有腹痛的芍药证。我们一直都在说上解模式和下解模式，腹痛其实就是机体提示想从下解，即从下面把病解掉；头痛项强是机体向你提出上解的模式，我们从上面解掉。

少阴病，二三日不已，至四五日，腹痛。此处的腹痛是芍药证。

小便不利：茯苓证。

四肢沉重：白术证。临床上，白术证主"沉重"的验证很确切。

疼痛：这是附子证。四肢拘急、疼痛、脉微这些都是附子证。附子用于止痛时，一般身体靠下部的效果更好。上部用麻黄汤、葛根汤这些方药止痛效果好一些，靠下面的痛我们一般用附子，这些都是临床上大家可以检验的。

其人或咳：这个咳就是茯苓证。

或小便利：小便利也好，不利也好，茯苓白术都可以用。

或下利：茯苓使津液从小便走了，下利也会好很多，这叫利小便而实大便。五苓散可治下利，就是把津液从小便排走了，利小便而实大便。

或呕者：生姜证出来了。为什么真武汤里面有生姜？生姜的药证就是呕。说到这里，我刚才为什么说要注意理解第82条的"太阳病发汗，汗出不解，其人仍发热"？就是外证未解的情况下，真武汤是可以解外的。真武汤不单

是大家认为的用于脾肾阳虚，属于太阴少阴的方，真武汤还可以解外，因为里面有生姜，生姜是可以解外证的。

桂枝汤是以什么药物发汗？很多人以为是桂枝发汗。这种观点是错误的，不是桂枝发汗，是生姜发汗。那么真武汤里面的生姜同样可以发汗，所以真武汤可以解外。当然这里还有个"或呕者"，药证更加对应的是生姜。

【药证提示】

（1）茯苓证：①心下悸（心窝下面有悸动）；②头昏；③咳嗽；④小便不利；⑤身瞤动，振振欲擗地。

（2）白术证：重（四肢沉重）。

（3）茯苓白术证：头晕。

（4）附子证：①四肢拘急；②疼痛；③脉微。

（5）生姜证：①呕吐；②发汗（解外）。

（6）芍药证：腹痛。

四逆汤，桂枝汤

【原文】 伤寒，医下之，续得下利，清谷不止，身疼痛者，急当救里；后身疼痛，清便自调者，急当可救表。救里宜四逆汤，救表宜桂枝汤。（91）

【解读】 这一条是一个分段式的条文。一人得伤寒，医生用了下法，出现下利清谷不止。这点很重要，大家在临床上也会碰到，不管是用了下法也好，或者说其他误治也好，患者出现了下利清谷不止。但同时有身疼痛，相当于有表证，又有里证，这个时候急当救里。条文中说得很清楚，这时要先解决"下利清谷不止"这个症状，"身疼痛"留到后面来治疗。

这一条，结合第317条、389条的"四逆汤证"来学习。

第317条：少阴病，下利清谷，里寒外热，手足厥逆，脉微欲绝，身反不恶寒，其人面色赤，或腹痛，或干呕，或咽痛，或利止脉不出者，通脉四逆汤主之。

第389条：既吐且利，小便复利，而大汗出，下利清谷，内寒外热，脉微欲绝者，四逆汤主之。

这个"下利清谷"或"下利清谷不止"，其实是四逆汤所针对的一个专用症状。为什么呢？

因为是"下利清谷"，不是一般的腹泻，而是完谷不化，就是吃什么东西拉什么东西，这时我们急当救里，必须马上把"下利清谷"给解决掉，这非常重要。不要去管身疼痛，这些表证的东西不要管。大家注意下利清谷就是生附子的药证。

你看第317条的"少阴病，下利清谷"，这里明确说的是"下利清谷"，然后是"里寒外热，手足厥逆，脉微欲绝，身反不恶寒，其人面色赤，或腹痛，或干呕，或咽痛，或利止脉不出者，通脉四逆汤主之"。这个通脉四逆汤，用于"下利清谷"的药物主要就是生附子，只不过在剂量上有一点变化，这个我们可以结合起来参考。

还有第389条的"既吐且利，小便复利，而大汗出，下利清谷，内寒外热，脉微欲绝者，四逆汤主之"。这个317条和389条，我们学到那里时再详细讲解条文，但是"下利清谷"是他们的共性。

接着看第91条的"后身疼痛，清便自调者，急当可救表"，这时"清便自调"就是重点。这句是说用了四逆汤之后，下利清谷就好了，清便自调了，这时候就可以救表。

救里用四逆汤，救表用桂枝汤，已经说得很清楚了。

我把重点再重复一下，四逆汤中的附子是生附子，其最主要的药证就是下利清谷。因为有津液的脱失，所以用干姜来补津液，用炙甘草来固护津液，防止水分的继续流失，所以救里用的是四逆汤。那么救表的话，就等到下利清谷好了，出现了清便自调的时候，我们才治疗他的身疼痛，这个表证用桂枝汤，不能用麻黄汤。这里只能用桂枝汤，是因为津液损伤了。

学习第91条，我们要了解一个概念。其实这就是一个表里并病的条文，他有表证，又有里证，这种叫表里并病。为什么说是表里并病，没有说是合病？

因为从《伤寒论》条文可以看出：凡是合病的，比如说三阳合病，哪一经重解哪一经，一般就用一个单经方。比如从少阳经解，那么少阳病好了，其他的太阳病和阳明病都好了，这就叫合病。

而并病是一经一经地解，比如先救里或先救表。并病还有一种情况，就是仲景已经搞好一个合方，比如柴胡桂枝汤，治疗少阳太阳并病，小柴胡汤治少阳病，桂枝汤治太阳病，它们在一个合方里面。相当于就一个方（合方）给你搞定，这种其实也是并病。

或者像第91条的表里并病，重点是下利清谷不止，不把这个解决，津液不停地流失，就可能出现大问题，所以要先把下利清谷解决掉，然后再去治疗太阳病，再用桂枝汤。

这里只大概说一下合病和并病。因为这是学术问题，其实至今，讨论合病和并病的医家、学者很多，但到底是怎么回事，说实话，这也不一定谁说的就一定正确。不过，我的这个观点，可能大家容易理解一点。

在《伤寒论》条文里，我们看到他是一个经一个经地解，表证和里证同时在一起，他分先后次序，那么这个就叫并病。

三个或者两个经的病在一起，解掉一经，其他自然就好了。比如三阳合病用小柴胡汤或白虎汤：三阳合病用白虎汤，那么其他的太阳病和少阳病都解掉了；三阳合病用小柴胡汤，那么少阳病一解，太阳病和阳明病也解掉了。这种就叫合病。

我们从条文里面来看什么是合病和并病，这是最准确的，没有错的。仲景直接用了合方的就叫并病：比如柴胡桂枝汤，就是太阳和少阳并病；再比如桂枝麻黄各半汤，也是合方，就是太阳和太阳并病，有桂枝汤证又有麻黄汤证，这也叫并病。这是我提出的观点，大家可以去理解，仅供参考。

这一条还告诉我们一个重点：临床上要分清楚轻重缓急。有表证又有里证的时候，哪一个严重就治哪一个。如有下利清谷，肯定先救里；再比如太阳阳明并病，有太阳的表证，同时阳明病 8 ~ 10 天不大便，这种情况肯定毫不犹豫先通大便，大便通了再解决表证。救命要紧是常识，大家都应该很明白。

【药证提示】

（1）生附子证：下利清谷。

（2）干姜证：补津液。

（3）炙甘草证：固护津液。

太阳病，误下，复发汗

【原文】 太阳病，先下而不愈，因后发汗，其人因致冒。

冒家汗出自愈，所以然者，汗出表和故也，里未和，然后复下之。（93）

【解读】 这一条是说太阳病，比如有汗出恶风、脉浮缓的表现，该用桂枝汤，结果医生用了下法，他颠倒了治疗次序，太阳病没有好，反过来再发汗（因后发汗）。在《伤寒论》里，反过来用汗法也好，复用汗法也好，一般指的不是桂枝汤，指的都是麻黄汤。

"其人因致冒"：致冒的概念，按照胡希恕先生的理解，就像戴了帽子一样有沉重感。至于他到底是什么感受，我想只有患者自己知道，不过他跟你说，感觉像头被帽子箍住一样，有沉重感，你就要想到第93条，是不是用了先下后汗的方法。

致冒，从条文上理解，先用了下法，后用了汗法，肯定津液亏损太严重了，亡血亡津液，津液一亏损，脉管里的血液就很少，血液肯定就不充盈了。这都是医生乱治、误治的结果。结合到临床上，其实就跟贫血的表现差不多。一个人贫血了，就感觉脑子里面像被什么东西箍住了、戴了帽子一样，这就是津血匮乏出现的虚弱的致冒。

后面补充说"冒家汗出自愈"。为什么呢？就是当津液开始恢复的时候，才会有汗出，津液没有恢复，就不可能有汗。汗从哪里来？津血都亏掉了。当开始有点汗出来的时候，肯定津血就恢复了。

这个条文，我们主要理解症状，理解致冒是什么原因，就是津血亏虚了。临床上他没有说用什么治法，就是说只要出现了汗出，冒家就自愈了，就是津液恢复了，致冒这种状况就好了。

调胃承气汤

【原文】 太阳病未解，脉阴阳俱停，下之必先振栗汗出而解 ㊟
但阳脉微者，汗出而解；但阴脉微者，下之而解。经若欲下之，宜调胃承气汤。
（94）

【解读】 同样的道理，就是太阳病被误治，用了下法、汗法都没有解掉。
这跟第 93 条是相连贯的。

第 93 条说：冒家汗出自愈，就是说等有汗了，津液有点恢复就好了。

第 94 条说：太阳病未解，脉阴阳俱停，下之必先振栗汗出而解。

脉阴阳俱停：借助胡希恕先生对条文的理解，我觉得很不错。胡希恕先
生说，脉阴阳俱停的"停"，是停停当当的、比较安静的一个状态，并不是阴
阳都停，轻按重按、浮取沉取都没有了，那是不可能的。如果都停了，人都
死掉了，不可能振栗汗出而解，肯定不是这个意思。停停当当的意思就是停
当、很安静，脉自和，这种情况我觉得完全是有可能的。

这条就是说太阳病，用了下法、汗法并没有解掉，等津液恢复，出现脉
阴阳俱停（停当了），这时候如果津液慢慢恢复了，就会振栗汗出而解。跟第
93 条一样的道理，就是津液恢复了，他就会出汗了。出了汗，这种情况病就
解了。

若欲下之，宜调胃承气汤：这就很好理解了，因为津液匮乏了，如果还
有大便不通，出现大便干结这种情况下，必须要用下法，如果几天都不解大
便，肯定是有风险的，这时候肯定要用下法。但用下法的前提是"必先振栗
汗出而解"，即津液有所恢复。这时用下法就不能太峻猛，只能用温和一点的
调胃承气汤。

调胃承气汤，因为里面有炙甘草，可以保护津液、固住津液，下得也比
较缓一点。

第 94 条跟第 93 条结合在一起，就很好理解了。

小柴胡汤

【原文】 伤寒五六日，往来寒热，胸胁苦满，默默不欲饮食，心烦喜呕，或胸中烦而不呕，或渴，或腹中痛，或胁下痞硬，或心下悸，小便不利，或不渴，身有微热，或咳者，小柴胡汤主之。（96）

小柴胡汤方

柴胡半斤　黄芩三两　人参三两　半夏（洗）半升　甘草（炙）　生姜（切）各三两　大枣（擘）十二枚

上七味，以水一斗二升，煮取六升，去滓，再煮取三升，温服一升，日三服。

若胸中烦而不呕，去半夏、人参，加栝楼实一枚。

若渴者，去半夏，加人参，合前成四两半，加栝楼根四两。

若腹中痛者，去黄芩，加芍药三两。

若胁下痞硬，去大枣，加牡蛎四两。

若心下悸，小便不利者，去黄芩，加茯苓四两。

若不渴，外有微热者，去人参，加桂枝三两，温覆微汗愈。

若咳者，去人参、大枣、生姜，加五味子半升、干姜二两。

【解读】 这一条，就是一个小柴胡汤证，这是明显方证、药证非常对应的一个条文。我们来仔细解读这一条。

伤寒五六天之后，就是进入少阳这种状态了，往来寒热，还出现了胸胁苦满。我们把药证直接在条文上一边解读，一边对应，这样方便大家学习掌握。胸胁苦满是柴胡证。胸胁苦满，不是说胸胁苦，是说苦于痞满、苦于胸闷，或者说胸胁满，或者说胸胁闷，或者说胸胁痛，这些都是胸胁苦满的内容，对应的是柴胡证。

默默不欲饮食：我们要把"饮食"二字分开解读，分别是不欲饮和不欲食。不欲饮是半夏证，条文是有对应的，小柴胡汤加减的时候里面就有说明。不欲食是人参证和生姜证。

心烦喜呕：心烦是黄芩证；喜呕，呕是半夏证和生姜证，这是不会错的。这些或然证，我们不过多解释，也不去对应药证了。

或胸中烦而不呕：不呕也可以，有烦。

或渴：或者有渴。有渴的时候就有加减法，有渴的，就要去半夏，加栝楼根，待会儿后面讲加减法的时候会谈到。

或腹中痛：可以出现腹痛。

或胁下痞硬：或者胁下有痞硬的状态。痞硬是人参证。

或心下悸，小便不利，或不渴，身有微热：身有微热，这个热指的是有点微汗出。

或咳者：比如六味小柴胡汤治咳嗽（六味小柴胡汤是由小柴胡汤去掉生姜、大枣、人参，加入五味子、干姜而组成）。

小柴胡汤中的药证，我们已在条文里进行了对应，再来学习一下小柴胡汤的组成和药证。

柴胡证：胸胁满，胸胁痛，胸闷。还有，后面条文中的"耳前后肿"也是柴胡证，对应的小柴胡汤，疗效非常好。比如头痛带有耳痛或耳周边痛，其他方都不用考虑，直接把小柴胡汤用上去，绝对很快见效。

黄芩证：心烦，有些手热或足心热，有些脸烫、脸红，这些都是黄芩证。

人参：有开胃的作用；心下痞硬也是人参证。

半夏：止呕；不想喝水也是半夏证。

生姜：止呕；也有开胃作用。

我们来看看小柴胡汤的主要加减法。

若胸中烦而不呕者，去半夏、人参，加栝楼实一枚：不呕的，就把半夏、人参去掉；胸中烦，加栝楼实一枚。

若渴者，去半夏，加人参，合前成四两半，加栝楼根四两：人参可以生津液；半夏，不欲饮才用半夏，那么渴就去掉半夏，把人参加至四两半，再加栝楼根（天花粉）四两。

若腹中痛者，去黄芩，加芍药三两：我们都知道，桂枝加芍药汤，加芍药对腹满时痛的治疗效果确切，芍药的药证有腹痛，所以腹中痛时，去黄芩，加芍药。

若胁下痞硬，去大枣：这个我不太理解。

若心下悸，小便不利者，去黄芩，加茯苓四两：这个很好理解，大家知道，茯苓证就是小便不利，当然茯苓还有心悸、身瞤动、头昏这些药证，这里就不过多展开。

若不渴，外有微热者，去人参，加桂枝三两：刚才为什么说这里的"微热"指的是汗出，从这一点就可以得到论证。我们的药证或方证的推断都是根据条文来的。为什么有微热就是有微汗出？凭什么判断微热指的是微汗出？就是因为要加桂枝三两，桂枝对汗出是绝对的药证，温覆微汗愈。此处的微热，就是汗出的意思。

若咳者，去人参、大枣、生姜，加五味子半升、干姜二两：这是我们平时喜欢用的六味小柴胡汤，就是小柴胡汤去掉人参、大枣、生姜，然后加五味子和干姜。在仲景方里的干姜、五味子是治疗咳嗽的，这是非常明确的。

【原文】 伤寒四五日，身热恶风，颈项强，胁下满，手足温而渴者，小柴胡汤主之。（99）

【解读】 第99条是三阳合病，我们刚才在前面已经提到合病、并病怎么去判断。

这一条，我们先从条文理解，就是说伤寒四五天之后，出现了身热恶风。这个身热，有可能是有点发热，有可能是有点出汗。又有恶风，太阳中风证比较明确。

颈项强，胁下满：胁下满明确是少阳病的表现，是柴胡证。颈项强，颈是指前面，项是指后面。我们把颈归在柴胡证里面，少阳病可以出现颈强，项强是太阳病的表现。

身热恶风，颈项强，胁下满：有太阳病表现，又有少阳病表现，这里已经有太阳、少阳了。

手足温：手足温就是黄芩证。

而渴者：仲景说渴，指的就是阳明病。

有太阳病，有少阳病，有阳明病，但小柴胡汤主之，只选一个方。这就是我们刚才说的合病只选一个经治，就选一个方。这个三阳合病的重点在少阳经，因为有颈项强、胁下满，所以用小柴胡汤从少阳经解，这是比较明显的，大家应该很容易看清楚。

这一条大家要理解的重点是什么？就是三阳合病，选一经来治，一个方子能够治好的就是合病。而分经来治疗的，就是说先治里后治表，或先治表后治里的，这就是并病。就像刚才讲的救里四逆汤、救表桂枝汤，这就是并病。或者用一个合方，直接是《伤寒论》里面的合方（不是我们自己在临床上的合方），比如柴胡桂枝汤，有太阳病，又有少阳病，他直接用一个合方，这也属于并病（他虽然只用了一个方，但用的是合方）。

第99条，我们再延伸一下临床的运用。

临床上，遇到患者出现了身热恶风（相当于有汗出又恶风），颈项强，胸胁满，但手足温，还有口渴，有医家会毫不犹豫地用小柴胡汤加石膏，因为有口渴，也有阳明病的表现，少阳、阳明、太阳病都有，我认为小柴胡汤去半夏加栝楼根也是可用的。

第99条是典型的三阳合病从少阳经而解，使用小柴胡汤来治疗的一个条文案例。我刚才适当地发散了一点，有人可能用小柴胡汤加石膏，我说还可以用小柴胡汤去半夏加栝楼根，在临床上，只要方证是对应的，也不是不可以的。

这一条，它重点展示的是三阳合病从少阳经解，少阳经病重从少阳经解，阳明经病重从阳明经解。这一条大家可以多多地理解一下，发散思维，对学习《伤寒论》是有帮助的。

【药证提示】

（1）柴胡证：①胸胁满，胸胁痛，胸闷；②耳前后肿（耳前或耳周边痛）；③颈部强。

（2）黄芩证：①心烦；②手足温；③脸烫，脸红。

（3）人参证：①不欲食；②心下痞硬。

（4）半夏证：①呕吐；②不想喝水（不欲饮）。

（5）生姜证：①呕吐；②不欲食。

（6）茯苓证：①小便不利（或咳嗽）；②心悸；③震颤，肌肉跳动；④头昏。

（7）桂枝证：汗出。

（8）芍药证：腹满，腹痛。

（9）干姜五味子证：咳嗽。

小建中汤

【原文】 伤寒，阳脉涩，阴脉弦，（法当腹中急痛）□□先与小建中汤；不瘥者，小柴胡汤主之。（100）

小建中汤方

桂枝（去皮）三两　甘草（炙）二两　大枣（擘）十二枚　芍药六两　生姜三两
胶饴一升

上六味，以水七升，煮取三升，去滓，内饴，更上微火消解，温服一升，日三服。呕家不可用建中汤，以甜故也。

【解读】 这个条文，先给你建议用小建中汤，但仲景他也有点拿不准，诊断不是很准确。

阳脉涩，就是轻按脉比较涩，表示津液不是很充足，有津液亏虚，为什么呢？因为脉涩就是津液不充足的表现。

你看麻子仁丸的脾约证是说"趺阳脉浮而涩"，脉涩就是津液亏损的表现；脉浮，浮者为风。许叔微解释得很不错，就是太阳阳明的脾约证，脉涩就是说津液已经比较亏虚。

这里的阴脉弦，这个弦不是少阳脉，应该是腹痛的表现。但如果你后面用小柴胡汤来解，我们就可以将其理解为少阳，少阳是指少津液。大家注意，我们理解的少阳、太阳、阳明的"阳"都指的是津液。比较少的津液状态就是小柴胡汤证，所以有生姜、大枣、炙甘草来补充津液。

"阳脉涩，阴脉弦，法当腹中急痛"：这里的"急痛"，其实就提出了一个药证——芍药证，而且他刚好推荐的是"先与小建中汤"。小建中汤就是桂枝加芍药汤加饴糖，芍药主要的药证；在这里体现的是腹痛。

如果说用小建中汤没有好，那就要用小柴胡汤。小柴胡汤其实有补充津液的作用，也有汗解的作用。我们说过，小柴胡汤是可以汗解的，并且不损伤津液，里面的人参、生姜、大枣、炙甘草这些药物可以补充津液。

小建中汤本身也是治疗虚劳的一个处方，《金匮要略》里面的虚劳里急、悸，都属于虚损性疾病，就是因为阳脉涩，所以我们要理解"涩"是指津液是不足的，所以先用小建中汤，如果没有好，再用小柴胡汤。小建中汤就是桂枝汤倍芍药，把芍药加倍成六两，桂枝还是三两，再用胶饴一升。这对虚损腹痛的治疗效果是很好的。

后面说"呕家不可用建中汤，以甜故也"，就是因为吃甜的东西容易呕，所以不用这个方。

【原文】 伤寒二三日，心中悸而烦者，小建中汤主之。（102）

【解读】 这条我们就不过多解读了，只说一下这个"心中悸"，心中悸是桂枝证。心中悸，是有悸动、心悸，包括心慌、心悸都是桂枝证。你看"其人叉手自冒心"的桂枝甘草汤证，也是桂枝的药证。

烦者：这个烦属于虚烦。这条跟第100条的内容相关，阳脉是涩的，津液是不充足的，津血是亏虚的，这个烦是虚烦，是小建中汤的整体方证。

【药证提示】

（1）桂枝证：①心中悸（悸动，心慌，心悸）；②其人叉手自冒心（桂枝甘草汤证）。

（2）芍药主证：腹痛。

小柴胡汤，大柴胡汤

【原文】 太阳病，（过经）十余日，反二三下之，后四五日，柴胡证仍在者，先与小柴胡汤。

呕不止，心下急，郁郁微烦者，为未解也，与大柴胡汤，下之则愈。（103）

大柴胡汤方

柴胡半斤　黄芩三两　芍药三两　半夏（洗）半升　生姜（切）五两　枳实（炙）四枚　大枣（擘）十二枚

上七味，以水一斗二升，煮取六升，去滓再煎，温服一升，日三服 注

一方加大黄二两，若不加，恐不为大柴胡汤。

【解读】 这一条，就是说太阳病已经十来天了，结果庸医反而给他使用了两三次的下法，这是误治。到了四五天之后，这个四五天就相当于十四五天，因为太阳病十余天的时候，医生反复用了两三次下法误治，再过四五日就相当于十四五天了，但柴胡证还在，胸胁苦满也好，默默不欲饮食也好，心烦喜呕也好，这些柴胡证还在，这时候怎么办？还是用小柴胡汤。

这几句话告诉大家，哪怕经过别人误治，只要还有柴胡证，还是要先给予小柴胡汤，这是很重要的。这时候不能去用其他的汗法、下法，要继续用小柴胡汤。

呕不止，心下急，郁郁微烦者，为未解也，与大柴胡汤，下之则愈：这就是说，如果太阳病十余日，反二三下之，误治之后，过了四五天，他不是单纯的普通的柴胡证还在，而是出现了心下急的症状。当然，呕不止还是小柴胡汤证。

出现了心下急，这个心下急就是胃开始像抽筋一样，或者说有可能有胃痛的表现，但这里没有说。从处方上看，芍药用了三两，估计不但胃抽筋，还出现了胃痛，所以用了三两芍药。

呕不止：这就不是一般的心烦喜呕了，是呕吐得很厉害，所以生姜用到了五两。

这种情况需要从下解的模式治疗。他就用了三两芍药，还用了四枚枳实，这里枳实用四枚说明有腹痛、腹胀，不但有三两芍药的腹痛，还有枳实的腹胀，这个是很明确的。郁郁微烦，小柴胡汤证还是在的，这就是心烦。呕不止，这种情况就要用大柴胡汤。

其实就是身体向我们发出信号，已经出现了胃痛、胃抽筋。心下急，心下指的是胃。这时候，估计从药证看，隐藏在条文里面的还有腹胀这些表现。那么这个时候，我们就要用大柴胡汤。

这个条文我们仔细地解读了，大家也应该比较明白，是因为身体发出了要用下解模式的信号——心下急，已经有腹痛、腹胀这些表现。

我们现在来看一下大柴胡汤的组成，这是比较有争议的，而且不是我们现在有争议，而是古代就有争议。

康平本《伤寒论》中大柴胡汤的组成：柴胡半斤，黄芩三两，芍药三两，半夏半升，生姜五两，枳实四枚，大枣十二枚。

煎煮法：上七味，以水一斗两升，煮取六升，煮到一半之后，去渣再煎，温服一升，一天服三次。

你看，这个煎煮法里面，没有说要用大黄。从一斗两升，煎煮成六升，去渣之后再煎，就温服一升，并没有说再加大黄。然后注解里面就说了，一方有加大黄二两，若不加，恐怕就不是大柴胡汤。药物的组成有可能把大黄漏掉了，但煎煮的方法不可能漏掉大黄。然而煎煮法没有写先煎煮多少升，后下大黄，然后再煎煮多久，或者煮一沸，没有提到这些，所以我认为这不是抄漏了大黄。

当然，我们在临床上，不要搞得这么死板。刚才说的观点只能说是从条文和药物组成，加上煎煮法，我们可以大致推断应该不是写漏了，应该没有大黄，这是我的推断。条文说"与大柴胡汤，下之则愈"，那怎么下解？

芍药有三两，枳实有四枚，这是有下的作用的。大家临床上也是验证过的，枳实、芍药用这么大的量是可以下的。当然，我们在临床上，如果确实大便不通很干结，你把大黄加上去肯定也不会错。如果大便不干结，大便也不是不通，只能说不是很畅通，重点是心下急的治疗，主要针对呕不止、心下急，那么我们用下解模式的时候，用大柴胡汤就可以不加大黄。因为枳实和芍药已经有通便的作用了。如果大便不是特别干结，我在临床上用大柴胡汤就不用大黄。

还有，大柴胡汤里没有炙甘草，又加了枳实和芍药，大柴胡汤通便肯定比小柴胡汤强多了，小柴胡汤某些程度上也是可以通便的。大柴胡汤跟小柴胡汤是有明显区别的，从组方上可以看出，大柴胡汤的通便能力强得太多，所以它这个下解的模式，没有大黄是一样存在的。

第103条的大柴胡汤证，我们发散延伸讲了一点关于有没有大黄的争议，大家自己斟酌，我不会强制认为一定没有大黄，但是我想从煎煮法上，站在我的角度理解，大柴胡汤原方应该是没有大黄的。

【药证提示】

（1）枳实证：腹胀。

（2）芍药证：腹痛。

（3）大黄证：大便难。

小柴胡汤，柴胡加芒硝汤

【原文】 伤寒十三日不解，胸胁满而呕，日晡所发潮热，已而微利 ⓘ 此本柴胡，下之而不得利，今反利者，知医以丸药下之，非其治也。潮热者，实也。㊣ 先宜服小柴胡汤以解外，后以柴胡加芒硝汤主之。（104）

柴胡加芒硝汤方

柴胡二两十六铢　黄芩一两　人参二两　甘草（炙）一两　生姜（切）一两　半夏（洗）（ⓘ本云五枚）二十铢　大枣（擘）四枚　芒硝二两

上八味，以水四升，煮取二升，去滓，内芒硝，更煎微沸，分温再服 ⓘ 不解更作。

【解读】 这一条分了先后治疗次序，先以小柴胡汤来解外，再用柴胡加芒硝汤来治里，其实就是一个少阳和阳明的并病。我们说过，合病只取一经治疗，并病要么是合方，要么先解什么后解什么。

这个条文的意思很好理解：就是说伤寒十三日，这是一个大约数字，并非一定是十三天。不解，有可能是没服用药物，伤寒十三日没有服药，外证没解；或者用了药外证没有解掉。反而出现了胸胁满而呕。

解读条文的时候，我们把药证贯穿进去，大家更好理解。

胸胁满：柴胡证。

呕：半夏证和生姜证。

日晡所发潮热：潮热是芒硝证。

已而微利：这个利，不是利下不止、下利数十行，这里是便溏的意思。微利，即有一点便溏。

这种情况，因为有外证，所以要先用小柴胡汤来解外。从这一条可以更加证明：小柴胡汤是少阳方，它是可以解外证的。仲景明确说了，先服小柴胡汤以解外，这一点也证明小柴胡汤是可以解外的。当外证解除之后，才用柴胡加芒硝汤。

芒硝：可以软便；可以消除阳明的潮热。

日晡所发潮热：下午3点至5点的时候发潮热，这里是芒硝证。承气汤里面的芒硝，我们都视它为潮热的药证。

这一条，其实就是告诉大家，少阳阳明的并病（按先后次序治疗的叫并病），先用小柴胡汤把少阳解掉，先少阳后阳明，后加芒硝以解阳明。

小柴胡汤我们学习过，大家都理解了。这一条重点掌握少阳阳明的并病，先解少阳，然后再加上芒硝解阳明。

【原文】 伤寒十三日不解，（过经）时谵语者，以有热也，当以汤下之。（105）

【解读】 这一条跟上一条接在一起，都是伤寒十三日不解。

前面一条，只是出现了日晡所发潮热，已而微利（有点便溏），先解少阳，再解阳明。

而第105条，更加严重了。不但伤寒十三日不解，而且还出现了谵语，谵语比潮热更重一些，这种情况直接治疗阳明。已经没有外证了，直接就是谵语，这是典型的阳明病表现（燥屎内结、谵语）。

前面第104条，他还有胸胁满而呕，还有少阳证，少阳也属于外证。这一条直接就是谵语，所以这一条，当以汤下之。

这一条的重点就是已经没有少阳证了，直接就是阳明病（有谵语），我们就直接用下法。当以什么汤下之？一般都是承气汤下之。不管是调胃承气汤也好，大承气汤也好，都可以的。反正这时要把燥屎排出去，才能解掉谵语。

后面的注解我就不去解释了。反正就是说，伤寒十三日，没有外证表现了，只有阳明病的谵语，这种情况下，不用先解外，第105条和第104条是对应着的，非常明显的，直接用承气汤（大承气汤可以，调胃承气汤也可以）。

【药证提示】
（1）芒硝证：①潮热；②大便坚。
（2）柴胡证：胸胁满。
（3）半夏证：呕。
（4）生姜证：呕。

桃核承气汤

【原文】 太阳病不解，热结膀胱，其人如狂，血自下（血自下者愈）。其外不解者，尚未可攻，当先解其外；外解已，但小腹急结者，乃可攻之，宜桃核承气汤。（106）

桃核承气汤方

桃仁（去皮尖）五十个　大黄四两　桂枝（去皮）二两　甘草（炙）二两　芒硝二两

上五味，以水七升，煮取二升半，去滓，内芒硝，更上火，微沸，下火，先食温服五合，日三服注当微利。

【解读】 太阳病不解，热结膀胱：关于热结膀胱，我认为膀胱并不是指现在解剖学中的膀胱，而是指小腹或少腹。热结膀胱即热结于小腹或少腹这个部位。

其人如狂，血自下，其外不解者，尚未可攻，当先解其外：凡有外证时，都要先解外，再攻里，这是总的治疗原则。

外解已，但小腹急结者：这个小腹在宋本《伤寒论》里说的是少腹，指的都是小腹部。这就是说，当外证已解，说的不是太阳证的外证已解，而是少阳证的外证已解。因为紧接着的第107条也是柴胡证，连着的几条实际上都是相关的内容。其实第106条跟第104条也是衔接在一起的，所以判定这个外证未解是属于少阳未解，而不是太阳未解。那么少阳证如果已经解掉了，但患者出现了少腹急结，这时仲景就明确提出来"宜桃核承气汤"。

这一条在临床上的使用重点，就是"小腹急结"或者"少腹急结"。一般在临床上，这个"热结膀胱"就是热结少腹，只要在左少腹有腹诊压痛的指征，就可以用桃核承气汤。这在临床上反复验证，效果是确切的。对应的右下腹的疼痛，如临床上常见的阑尾炎，不管是急性阑尾炎或者慢性阑尾炎，一般来说用大黄牡丹汤，效果也是比较肯定的。

所谓"少腹"，其实就是下腹部偏左或偏右。肚脐正下面的那一部分就是"小腹"。但在康平本《伤寒论》里说的是"小腹"，我更倾向于认为是

"少腹"。

刚才我也延伸到临床上的使用：左少腹压痛或自觉疼痛的，我们一般用桃核承气汤；右少腹疼痛的，我们用大黄牡丹汤；左边、右边都痛的，日本汉方家喜欢用桂枝茯苓丸。

汉方也有它的一些优势，其腹诊很不错，其腹诊对应的都是一些经方。如腹直肌紧张，汉方直接就用芍药甘草汤。因为肚脐的周围，特别是肚脐的上下，对应的是芍药证。腹直肌紧张用芍药甘草汤，用上去效果是很快的。肚脐左右的腹痛，对应的当归证更多一点，如当归芍药散用于腹中急痛，肚脐左右两边疼痛，血水不利的时候，疗效是非常可靠的。用于盆腔炎这些妇科病时，以当归芍药散为基础方，效果也非常不错。

日本汉方非常看重腹诊，我们自己在临床上也要总结这个腹诊。在条文上理解，临床上验证，最终自己就会把我们的药证跟腹诊结合起来。当然汉方是把一个经方直接对应一个腹诊，不过它对应的这个经方，你再去看它里面相对应的药物，其实跟我们的药证就有非常贴切的地方，这个大家都可以自己去总结。

桃核承气汤的组成：桃仁五十个，大黄四两，桂枝二两，炙甘草二两，芒硝二两。

上五味，以水七升，煮取两升半，去滓，内芒硝，更上火，微沸下火，先食温服五合，日三服。

药物组成中的桃仁，大家都知道是活血化瘀的；大黄的药证是大便难；芒硝是软坚的，让大便软化后才能够排出去。

总体来说，这个方是阳明病的方。条文明确说了"外已解，但小腹急结者，宜桃核承气汤"。这个少阳证是已经解掉的，剩下的就是一个阳明证了，芒硝其实也是一个阳明经的药物，总体来说这就是一个阳明病的方。大家应该都能理解掌握。

只要患者属于热结膀胱，就是热结于少腹，又有其人如狂（其人如狂是典型的大黄证，谵语、如狂这些都是大黄证），这种情况的少腹急结，我们可以大胆地使用桃核承气汤。

这一条，大家都比较熟悉，就是一个阳明病的热结膀胱证，也就是热结少腹的阳明病。

【药证提示】

（1）大黄证：①大便难；②谵语。

（2）芒硝证：大便坚（软化大便）。

（3）桃仁证：①瘀血；②少腹满痛。

柴胡加龙骨牡蛎汤

【原文】 伤寒八九日，下之，胸满烦惊，小便不利，谵语，一身尽重，不可转侧者，柴胡加龙骨牡蛎汤主之^注本云柴胡汤，今加龙骨等。（107）

又方（柴胡加龙骨牡蛎汤）

柴胡四两　龙骨　黄芩　生姜（切）　铅丹　人参　桂枝　茯苓各一两半

半夏（洗）二合半　大黄二两　牡蛎一两半　大枣（擘）六枚

上十二味，以水八升，煮取四升，内大黄，切如棋子，更煮一两沸，去滓，温服一升。

【解读】 这一条非常重要，临床上使用频率非常高。

本条是说，一个人伤寒了八九天之后，用了下法，出现了胸满烦惊，还有小便不利，谵语，一身尽重，不可转侧，这种情况就用柴胡加龙骨牡蛎汤。

这一条对应的药证非常有针对性，所以学好药证，对于理解这一条非常有帮助。

胸满：柴胡证，也有桂枝证。桂枝有胸闷、胸满这个药证，柴胡也有胸满、胸闷的药证。

烦：黄芩证。

惊：龙骨牡蛎证。凡有惊恐的，用龙骨牡蛎。很多有惊恐不安症状的患者，不管是太阳病，还是少阳、阳明病，都可以用龙骨牡蛎。

小便不利：茯苓证。

谵语：大黄证。用于谵语的时候，大黄一定不要煮太久，煮一会儿或煮沸一两分钟。

一身尽重不可转侧：这个药证只能推断，有可能是整体方证，也有可能属于柴胡证。为什么推断是柴胡证？这就需要去理解条文的意思，一身尽重不可转侧，是不是跟一个人不想动一样？不单是麻黄附子细辛汤有"少阴病，但欲寐"，小柴胡汤也有嗜卧。嗜卧就是不想动，由此可以想到"一身尽重不可转侧"有可能是小柴胡汤证。大家可以去思考，可以在临床上验证。

出现了这些症状（桂枝证、柴胡证、黄芩证、龙骨牡蛎证、茯苓证、大黄证），是不是一推出来基本上就是柴胡加龙骨牡蛎汤的主要药物组成了？

柴胡加龙骨牡蛎汤中，惊恐是比较重要的抓手，胸满和谵语也是抓手，小便不利（茯苓证）亦是抓手。这里的胸满烦惊应该是比较显著的抓手。在临床上，比如失眠，翻来覆去不能睡，又烦，又易惊醒或者是惊恐，这些我们都可以考虑柴胡加龙骨牡蛎汤。

这一条非常重要，其中所涉及的药证比较多，针对性比较强。我特别说了龙骨牡蛎治疗惊恐（惊恐惊悸，惊恐不安），如太阳病的桂枝甘草龙骨牡蛎汤，是治疗惊恐的；桂枝去芍药加蜀漆龙骨牡蛎救逆汤，亦是属于太阳病带惊恐症状的，也加了龙骨牡蛎，惊恐是非常明显的症状。

刚才说了桂枝甘草龙牡汤和桂枝去芍药加蜀漆龙骨牡蛎汤，这是属于太阳病带惊恐的，加了龙骨牡蛎的。如果同时又伴有少阳病表现，那么就是柴胡加龙骨牡蛎汤了。

柴胡加龙骨牡蛎汤，还有"一身尽重，不可转侧"，这提示我们，在临床上，碰到像重症肌无力这些，我们都是有使用机会的。比如重症肌无力，可能我们用续命汤比较多，有些用时方补阳还五汤来治疗重症肌无力，用补中益气汤治疗重症肌无力的也有，当然我们经方，用续命汤、小续命汤治疗重症肌无力的概率很高。但是，如果患者有少阳病的表现，只要符合药证的一部分——胸满烦惊，或者一身尽重不可转侧，这时候你就毫不犹豫地用柴胡加龙骨牡蛎汤，对重症肌无力是有帮助的，临床上大家可以去验证。

还有，柴胡加龙骨牡蛎汤中，因为有茯苓，有龙骨牡蛎，手抖非常厉害的情况，如帕金森一类疾病，也有机会用柴胡加龙骨牡蛎汤。

这些在临床应用上的延伸，大家可以根据方证和药证，只要对应都是可以去使用的。

第107条，大家可以多上一点心，临床运用是比较广泛的。

凡是入睡困难（因为里面有黄芩），中途易醒（因为容易惊，龙骨牡蛎的药证），还有很多人主诉是烦躁、胸满、多梦，我在临床上用柴胡加龙骨牡蛎汤，效果是比较确切的。对于这些多梦的，或者噩梦的，睡眠质量不好的患者，我用柴胡加龙骨牡蛎汤，只要符合一些少阳病的表现，效果非常好。

【药证提示】

（1）柴胡证：胸满，胸闷。

（2）桂枝证：胸闷，胸满。

（3）黄芩证：烦。

（4）龙骨牡蛎证：惊（惊恐，惊悸）。如柴胡加龙骨牡蛎汤、桂枝甘草龙骨牡蛎汤、桂枝去芍药加蜀漆龙骨牡蛎救逆汤。

（5）茯苓证：小便不利。

（6）大黄证：谵语。

太阳病，误用火疗法

【原文】 太阳病二日，反躁，反熨背，而大汗出，大热入胃，胃中水竭，躁烦，必发谵语 注 十余日振栗自下利者，此为欲解。经 故其发汗，从腰以下不得汗，欲小便不得，反呕，欲失溲，足下恶风，大便硬 注 小便当数，而反不数，及不多。经 大便已，头卓然而痛，其人足心必热（谷气下流故也）。（110）

【解读】 第110条有点费解，它是几个条文组合在一起的。这一条以及后面的第111条，这些都属于误治后出现的一些坏病。

太阳病二日，反躁：太阳病两天后，反而出现了躁狂。医生反用熨背（古代的火疗法，用热的熨斗熨背来发汗），通过火疗来发汗。而大汗出，发了大汗出来。

大热入胃（胃指肠道），胃中水竭，躁烦，必发谵语。古代的医生喜欢用下法或者火疗，汗法、吐法、下法是他们的常用治法。仲景对火疗持反对态度，接下来这几条都是用火疗方法后出现的一些坏证。古代有些医生治疗太阳病常用火法，火法没有解，他还会再发汗（更发汗），这种情况，很容易出现坏病，就是大量的津液耗损。第110条的太阳病没解，他反而用熨背这种火疗方法，造成大汗出，那么肠道就干燥了，肠中就没有津液了，所以叫"胃中水竭"。"躁烦"：肯定会躁烦，因为津液匮乏了，大便干结了，所以必发谵语。

"太阳病二日，反躁，反熨背，而大汗出，大热入胃，胃中水竭，躁烦，必发谵语"，仲景没有出方。这里已经出现了躁烦，而且明确说了肠道水竭。胃中水竭就是肠道干燥了，燥屎内结，还出现了谵语，所以我们想用调胃承气汤或者大承气汤都是可以的。临床上碰到这种情况，肯定用大承气汤或者调胃承气汤，必须先把燥屎排出去，把谵语给解掉，这已经是纯粹的阳明病了。

接下来，"故其发汗，从腰以下不得汗"，用了反熨背这个火疗方法，病没有解掉，他反而又发其汗，这里发汗用的不是桂枝汤，凡是重发汗，用的都是麻黄汤。火疗后又发汗，强发汗，从腰以下不得汗，那么腰以上就是有汗的。强发汗发出来，上半身是有汗的，因为已经津液亏虚了，所以腰以下是无汗的。

欲小便不得：因为先用火疗法，又用强发汗法，津液已经耗损很严重了，肯定就小便不得。没津液了，怎么会有小便？所以出现小便难。

反呕：这是怎么回事？我从条文"故其发汗"这里来理解，他是用麻黄汤伤了胃气，因为用麻黄汤损伤胃气就容易呕吐、腹痛。这里的反呕，我的理解是由复发其汗造成的，是麻黄汤造成的。

欲失溲：已经没有津液了，还想小便的感觉。其实这个小便失禁，即使你失溲了，也排不出什么小便来，是尿不出来的。

足下恶风，大便硬：足下恶风，我认为就是"发汗后，虚故也"。发汗后恶寒的，比如芍药甘草附子汤证，"虚故也"。这里"足下恶风"，我认为不是桂枝证，这里应该是整个津液的丧失，人的整体机能已经很低下了，很虚，津液不到四肢末端了，所以会出现足下恶风。大便硬：津液都没有了，小便都没了，大便就更不要说了，肯定肠道是非常干燥的、津亏的，所以大便就会硬，这一点是很好理解的。

大便已，头卓然而痛，其人足心必热：这一条怎么理解？结合前面的津亏，小便难，大便硬解不出来，这里应该是过了一段时间，人体的津液又慢慢有所恢复，恢复了一部分津液的时候，大便可能就通了。大便通了，津液也得到一定的恢复了，那么相对来说，气血就会流畅一点了。所以，我估计这个头卓然而痛，应该是津液、精血、气血有一些恢复而出现的一种头痛。为什么要这样理解？

因为后面说了一句"其人足心必热"，这里的足心热，我认为不是黄芩证，因为开始津液是极度亏耗的，津液不达四肢的末端，那么四肢是冷的。虽然说是阳明病，但阳明病津液亏耗到了极点，体内脉管的血液也就不通畅了，四肢就没有血液去了，那么四肢开始应该是冷的，否则他这里不会说"其人足心必热"，就是说津液有一点恢复了。"大便已，头卓然而痛，其人足心必热"，意思是津液有点恢复了，大便就解出来了，就通了，然后气血就有点流畅了，所以说，当气血又重新充斥到头部的时候，可能会出现头卓然而痛，偶然地痛了一下，不会一直痛，血液也流动到四肢了，所以他的足心就温暖了，我是这样理解的。

第110条确实不好理解。这一条，基本上都是围绕着津液的变化来描述的。仲景没有给出方子，但是我们可以想到：前面描述的"胃中水竭，躁烦，必发谵语"，这种情况我们可以用大承气汤或者调胃承气汤；中间的"欲小便不得"这一段，就是说津液太匮乏了，已经津亏液耗了，不但大便硬，而且还小便难，还出现了"虚故也"的"足下恶风"。末尾的"大便已，头卓然而痛，其人足心必热"，就是说，当津液慢慢有所恢复的时候，那么大便就通畅了，就把大便排掉了，随着津液的逐渐恢复，气血也相对流畅了一点，充斥到头部的时候，出现头卓然而痛。这类似于瞑眩反应，应该是病向好的方向在发展。所以这个头痛不会是一直头痛的，就是卓然而痛，就这么痛一下。津液恢复了，四肢末端血气就充足一些了，所以足心也就有热度了。这一条，我是这样理解的。

【原文】 太阳病中风，以火劫发汗，邪风被火热（失其常度，两相熏灼），血气流溢，其身必发黄注 阳盛则欲衄，阴虚则大便硬，阴阳俱虚竭，身体则枯燥。经但头汗出，剂颈而还，腹满微喘，口干咽烂，或不大便，久则谵语，甚者至哕，手足躁扰，捻衣摸床注 小便利者，其人可治。（111）

【解读】 这一条跟第110条有相似的地方：也是一个太阳病，然后又用了火劫发汗，同样是用了火疗的方法来发汗。邪风被火热：这个邪风，古人认为风是一种外邪，就是风邪因为被火劫发汗（被火热），相当于风邪和火热造成人体血气流溢。

其身必发黄：这种情况造成身体发黄，应该是属于津液损伤。因为通过火劫发汗，邪风被火热造成津液的亏损，就像贫血一样。所以这个发黄是津血亏虚导致的，应该是蜡黄，这与茵陈蒿汤证的黄如橘子色不一样，这是贫血状的蜡黄。

但头汗出，剂颈而还：因为用了火疗发汗，津液损伤，所以只有头部有汗出。津液流失太多，即使用火疗发汗，也只是头部有汗出。剂颈而还：到颈以下，就没有汗了。

然后出现了腹满，微微有一点喘，还有口干咽烂，或者不大便，这种情况久则谵语。因为老是不大便，肠中有燥屎，就会出现谵语。其实这些都是津液匮乏所导致的。不管是不大便或谵语，都是属于津液极度匮乏的表现。津液极度匮乏，肠中有燥屎，还会出现手足躁扰、捻衣摸床这些承气汤证，这都是津液极度匮乏而出现的阳明病。

第111条跟第110条是相关联的内容，同样第111条仲景也没有给出处方。我们根据他的一些症状：腹满（枳实厚朴证），不大便（大黄证），还出现了手足燥扰、捻衣摸床，在临床上，根据这些症状和药证的推断，可以选用大承气汤。谵语、大便难有大黄，腹满有枳实厚朴，如果大便干结，芒硝可以软化大便。

我们为什么反复强调这个药证问题？因为方证的组成都是以药证为基础的，每一个方证出来，它对应的都有药证，我们反复说过很多次了。临床上，我们根据这些具体症状对应的药证，就可以把方证给推断出来，在六经框架下精准使用。

【药证提示】

（1）枳实厚朴证：腹满。

（2）大黄证：①大便难；②谵语。

桂枝去芍药加蜀漆牡蛎龙骨救逆汤

【原文】 伤寒脉浮，医以火迫劫之（亡阳），必惊狂，卧起不安者，桂枝去芍药加蜀漆牡蛎龙骨救逆汤主之。（112）

桂枝去芍药加蜀漆牡蛎龙骨救逆汤方

桂枝（去皮）三两　甘草（炙）二两　生姜（切）三两　大枣（擘）十二枚　牡蛎（熬）五两　蜀漆（洗去腥）三两　龙骨四两

上七味，以水一斗二升，先煮蜀漆，减二升，内诸药，煮取三升，去滓，温服一升㊟本云桂枝汤，今去芍药，加蜀漆、牡蛎、龙骨。

【解读】 这一条，同样的伤寒病，用了火疗的方法。必惊狂：这个"必"，不是必定会惊狂，用火法（火疗）不一定会惊狂，所以这个"必"是"假如""如果"之意。如果出现了惊狂，还有卧起不安，就用桂枝去芍药加蜀漆牡蛎龙骨救逆汤主之。

这个救逆汤的组成，就是桂枝汤去芍药，加上蜀漆、牡蛎、龙骨。它对应的药证，在条文里面同样非常明确。

惊狂：前面柴胡加龙骨牡蛎汤已经给大家讲了，惊狂的惊就是龙骨牡蛎证。卧起不安：不管躺下或起坐均不安，这个不安跟惊狂是对应的，也是龙骨牡蛎证。为什么要用桂枝汤去芍药，再加蜀漆、龙骨、牡蛎？

仲景的条文里讲得非常明确，凡是有胸满、惊悸，在桂枝汤里面，都要去芍药。如第21条的"脉促胸满者，桂枝去芍药汤主之"，这很明显，胸满要把芍药去掉。同样的，这里必惊狂，肯定都有心惊、心悸才会出现惊狂，同样桂枝汤要去掉芍药，所以桂枝去芍药加蜀漆牡蛎龙骨救逆汤主之。

其他药证大家都很熟悉了，这里的龙骨牡蛎是治疗惊狂或者卧起不安的，所以有些睡觉不好有少阳证的患者，治以柴胡加龙骨牡蛎汤，这也叫卧起不安。

救逆汤里有蜀漆，蜀漆就是常山的幼苗。蜀漆在这里到底是什么药证？还真不好推断。它并非经常遇到的药证，蜀漆是很难碰到的。救逆汤里这个蜀漆，有可能是因为伤寒用了火迫劫之，用了火疗法损伤了津液，出现了惊狂和卧起不安。平时学习时也谈到，当津液处于相对匮乏的状态，比如少阳就是少津液状态的时候，他会出现痰，那么这个蜀漆就有祛痰的功效，还有解寒战的功效，在《神农本草经》里看到有这方面的药物功效，但我们现在学习的药证，确实跟《神农本草经》是没有关系的，不过我想尽量去解读一下蜀漆，看看它在这里面的药证到底是什么。

今天我作一个推断，引用一下《神农本草经》中的作用，还有《名医别录》中的药物功效。假设因为伤寒用了火疗方法，造成了津液的匮乏，出现了少阳的状态，少阳他是会有痰的，那么蜀漆在这里是不是有祛痰的作用？这是条文隐藏的，没有提到的症状。是不是伤寒脉浮，以火迫劫之，必惊狂，卧起不安，或者喉间有痰，桂枝去芍药加蜀漆龙骨牡蛎汤主之，是不是有这种可能？这是一个推断——这个蜀漆可以祛痰。

还有一种情况，我也是借助《神农本草经》和《名医别录》中的药物功效。常山可以截疟、解寒战，蜀漆有一个功效就是解寒战的。那么出现了惊恐、卧起不安，是不是有可能隐藏有像寒战一样的症状？当然有可能。在这里相当于延伸一下，我想试着解一下蜀漆的药证，但这只是一个假设，不作定论。

其他的药证，都是先通过条文横向和纵向的比较，所得出的结论，是比较可靠、比较肯定的。这个蜀漆，我们只是一起试着解一下它的药证，但理由是不充分的。

【药证提示】 龙骨牡蛎证：①惊；②悸；③烦。

太阳病，误用火疗法

【原文】 太阳病，以火熏之，不得汗，其人必躁，_(到经不解)必清血，名为火邪。（114）

【解读】 第114条，也跟前面几条相关联，前面讲的几条都是太阳病用火疗方法。古代确实也有很多错误的治法。

太阳病，以火熏之：用火熏的方法。不得汗：津液亏耗了，发不出来汗。

其人必躁：这个躁不是指躁狂，应该是其人胃中躁，相当于肠道津亏的肠燥，当然津液匮乏进入阳明，也可以理解为烦躁。也就是说，太阳病用火熏之，津液匮乏不得汗，汗是发不出来的，其人要么肠道干燥，要么人烦躁。

必清血：可以看出津液的匮乏到了何种程度。津血是同源的，血液也靠津液来充之。不管是古代认为的津血同源，或是现在人体的血液，如果水分丢失，血液就会干枯的。必清血，就是说津液匮乏极了，津血是同源的，即使想拉大便也会拉血，会拉血便，或者出现身体其他部位出血，这种状况是什么原因？

名为火邪：相当于是火疗的严重后果。这几条都是用火疗法出现的严重后果，其实都可以叫火邪，火疗的严重后果就叫火邪。

桂枝加桂汤

【原文】 烧针令其汗，针处被寒，核起而赤者，必发奔豚。（气从小腹上冲心者）灸其核上各一壮，与桂枝加桂汤㊟更加桂枝二两也。本云，桂枝汤，今加桂满五两。所以加桂者，以能泄奔豚气也。（117）

【解读】 这一条也是误治。

烧针令其汗：不是用火疗就是用熨背，不去熨背就用烧针，都是用这种方法来发汗。

针处被寒：用烧针的地方又受了寒。

核起而赤者：核起就是起包块了。这里是说针处受寒之后起包块了，这个包块还是发红的（赤者）。

必发奔豚：这句不是说用了烧针，针处被寒，起了包块就必然发奔豚，不是这个意思。有不发奔豚的情况，治疗方法也不一样。"必"在这里还是假如的意思。

如果发了奔豚，那么就在长包块的地方灸一壮，还提出了汤药的方法，就是桂枝加桂汤。

这一条的重点，就是出现了奔豚，这种情况就用桂枝加桂汤。

桂枝加桂汤，就是桂枝汤再加桂枝二两。桂枝汤是桂枝、芍药各三两，桂枝再加二两，就成了五两。这一条直接说"所以加桂者，以能泄奔豚气"，说明桂枝平冲是非常明确的。注解里面也说得很清楚，桂枝能够泄奔豚气，泄奔豚气就是平冲，所以说桂枝证不但有汗出、胸满心悸，还有平冲这个非常重要的药证。

【药证提示】 桂枝证：①汗出；②胸满，心悸；③气上冲（平冲）。

桂枝甘草龙骨牡蛎汤

【原文】 火逆下之，因烧针烦躁者，桂枝甘草龙骨牡蛎汤主之。(118)

桂枝甘草龙骨牡蛎汤方

桂枝（去皮）一两　甘草（炙）二两　牡蛎（熬）二两　龙骨二两

上四味，以水五升，煮取二升半，去滓，温服八合，日三服。

【解读】 这一条，用了火法，再用下法，还复加烧针，津液的损伤可以想象，所以出现烦躁，这种情况就用桂枝甘草龙骨牡蛎汤。

桂枝甘草龙骨牡蛎汤：桂枝一两，甘草二两，牡蛎二两，龙骨二两。

这个方中没有芍药，组成就是桂枝、甘草，还有龙骨、牡蛎。龙骨牡蛎治烦、悸、惊。烧针出现的烦躁，这个烦躁里面肯定有惊恐，也有心慌、心悸，这些是肯定的，只不过仲景条文写得很简洁，用了火法，又用了下法，复加烧针，这肯定会导致津液匮乏很厉害，应该有烦（津液匮乏的烦）、躁、惊恐这些表现。

方中没有芍药，凡是治疗有惊恐、烦躁的这些病症，基本上桂枝都不会跟芍药配，都要去掉芍药，桂枝甘草龙骨牡蛎汤是没有芍药的，桂枝去芍药加蜀漆牡蛎龙骨救逆汤也是去掉芍药的，患者都有心慌不安这些表现，治疗时都不会用芍药。还有炙甘草汤，治疗脉结代、心动悸，方中有桂枝，没有芍药。柴胡加龙骨牡蛎汤也是没有芍药的，也是有惊恐、悸烦的。

从这一条也可以看出：凡是有惊恐、心悸（心慌）、胸闷的，用桂枝的时候，就要去掉芍药。大家可以多总结，这些用药的习惯或者药证，其实都清清楚楚摆在《伤寒论》里。

【药证提示】

（1）龙骨牡蛎证：①烦躁；②心慌、心悸；③惊恐。（烦、悸、惊。）

（2）桂枝证：①胸闷；②心悸。（凡是有惊恐、胸闷、心悸，用桂枝的时候，去掉芍药。）

太阳病，误用吐法

【原文】 太阳病，当恶寒发热，今自汗出，反不恶寒不发热，（关上）脉细数者，以医吐之过也（此为小逆）。（120）

【解读】 这一条，就是说在平常的情况下，太阳病应该有恶寒发热，但这个患者只有自汗出，反而不恶寒不发热，就是说跟平常情况不一样。脉是细数的，不是脉浮紧或脉浮缓，是脉细而且数。

以医吐之过也：这是因为医生用了吐法，而且用的是比较厉害的吐法，所以津液损伤比较严重，就出现了脉细和脉数。

这个条文从倒装句的角度来看，就是说因为医生对太阳病用了吐法，而且是比较猛烈的吐法，这属于误治，所以反不恶寒不发热。其实就是因为津液匮乏，根本没有这个体能来发热，这属于误治的一个状态。

条文中也没有给出处方。不过，虽说这个患者，反不恶寒不发热，但他有自汗出，脉还是细的，津液是匮乏的，这种情况还是符合桂枝汤证，所以现在仍然可以用桂枝汤。

临床上，患者被误治，出现了没有发热、没有恶寒，但有自汗出，脉比较细、比较数的情况，我们是有使用桂枝汤的机会的。当然脉细，根据药证可以把当归用上去，那么桂枝汤加当归也可以。

【药证提示】 当归证：脉细。

调胃承气汤

【原文】太阳病，十余日（过经），心中温温欲吐，而胸中痛，大便反溏，腹微满，郁郁微烦，先此时，自极吐下者，与调胃承气汤注若不尔者，○不可与，但欲呕，胸中痛，微溏者，此非柴胡汤证，以呕故知极吐也。
（123）

【解读】 这一条也是用了倒序句的形式，前面说了一些症状，后面说"先此时自极吐下者"，这就是一个倒序，其实就是因为用了极其重的吐法和下法。

太阳病十来天，心下温温欲吐，就是因为误用了吐法、下法，而且是很厉害的吐法和下法，之后出现温温欲吐。后面说了"先此时"，就是在这之前。"自极吐下者"，用了很厉害的吐法和下法，所以出现了"心下温温欲吐"。这个"心下温温欲吐"，不是小柴胡汤证的"心烦喜呕"，而是用了强烈的吐剂，即比较厉害的吐法，有可能还是用吐法的副作用，这个可能性是比较大的。

而胸中痛：胸中的位置就是在心中、胸中。我们讲过，就是在胸口的正中、心窝的正中这个部位出现痛，这是什么原因？

我们要结合"先此时自极吐下者"这个倒装句，说明他用了很厉害的吐法，伤了我们现在说的贲门、食管这个位置，所以就出现了胸中痛。这是我的理解，我认为是有道理的。因为吐法用得很厉害的时候，老是吐个不停，对食管这个位置肯定是有损伤的。胸中痛的位置靶向很明确，就是食管这个位置。

这也很好理解，就像有些人，喝酒喝醉了，醉得厉害，吐得厉害的时候，第二天感觉到食管内有火辣辣的疼痛感。还有，就像有些人，比如拉肚子，拉稀拉得厉害，感觉肛门那里灼热疼痛，其实是一个道理。

我们理解仲景的条文，很多都是很单纯的，就是字面上的意思，也就是出现在大家眼前的这些内容的意思，不必过度解读。不要非要去说热结在胸，不必过分去解读这些。我认为就是因为用吐法过度而出现的食管疼痛。

大便反溏：第一种可能就是用很重的下法，"极吐下者"，极吐法和极下法，有可能药物的副作用还没有消除，大便是溏的，这个是有可能的。还有一点，因为后面有"腹微满"，这是承气汤证的腹证。大承气汤证中，大便就是干燥的，他这里是"大便反溏"，其实也是要与大承气汤证鉴别。因为后面提到了"与调胃承气汤"，调胃承气汤用的是和胃气的方法，不属于大下法。

后面的"腹微满"，其实就是阳明承气汤证的腹证。我们横向看条文，后面第207条说"阳明病，不吐不下，心烦者，可与调胃承气汤"，"腹微满"后面有一个"郁郁微烦"，这个"烦"也符合调胃承气汤的条文指征。

第 249 条的"伤寒吐后，腹胀满者，与调胃承气汤"，这就明确地把第 123 条的相关内容也解释了。第 123 条也是用极吐下法，这些都是横向地给出证明：腹微满，郁郁微烦，就是调胃承气汤证。

所以说学习仲景的条文，不但要细细地研读每一条，还要把横向的东西都放在一起来看一下，这样就更加明白。

当然这个"郁郁微烦"，还有一种情况，为什么微烦？其实是津液有损伤所以会出现这个烦，包括第 249 条，其实也是因为津液有某种程度的相对匮乏。

第 207 条：阳明病，不吐不下，心烦者，可与调胃承气汤。

第 207 条的这个"心烦者"，也是因为有津液的相对匮乏。调胃承气汤跟大承气汤不一样，它有炙甘草，它把津液固住来和胃气，这个胃当然指的是肠道，大家知道这是和胃气的方法（调胃承气汤）。

抵当汤，抵当丸

【原文】 太阳病六七日，表证仍在，脉微而沉，反不结胸，其人发狂者，以热在下焦，小腹当硬满，小便自利者，下血乃愈注 所以然者，以太阳随症，瘀热在里故也。经抵当汤主之。（124）

抵当汤方

水蛭（熬） 虻虫（去翅足，熬）各三十个　桃仁（去皮尖）二十个　大黄（酒洗）三两

上四味，以水五升，煮取三升，去滓，温服一升，不下更服。

【解读】 这一条，就是说太阳病已经六七天了，表证还在。这个"表证仍在"，在这一条里面没有具体描述症状，但看后面的第 125 条和 126 条就知道。

第 125 条说"身黄，脉沉结，小腹硬，小便自利"，前面这个"身黄"就是表证。身黄是无汗之黄，这个后面讲，就是表证。

第 126 条说"伤寒有热，小腹满，应小便不利，今反利者，当可下之，宜抵当丸"，那么这条的表证是什么？就是"伤寒有热"，这个热就是有汗出

的意思。我们已经讲了，条文很多地方的"热"都是出汗的意思。大家可以去理解，有很多地方都是这样。

所以这个"表证仍在"，指的是"身黄"或者"汗出"这两种情况。当然身黄就没有汗出，汗出就不会身黄。第 125 条和 126 条，一个身黄一个汗出，都是表证仍在。

脉微而沉：提示陷入里证了。

反不结胸，其人发狂者：反而没有胸痛，不结胸，结胸就是胸痛。其人发狂者，这个发狂（躁狂）、谵语是大黄证。

以热在下焦，小腹当硬满：就是说热结在下焦。小腹当硬满，宋本《伤寒论》中说的是少腹。腹部的两边就叫少腹，肚脐的正中下面就叫小腹。小腹也好，少腹也好，必须是硬满的。

小便自利者：小便是自利的，不是小便不利。这一点为什么要特别强调一下？因为小便自利，就用抵当汤一类；小便不利，就要用桃核承气汤一类。待会儿再讲这个问题。

那么少腹或者小腹硬满、小便自利的这种情况，下血就好了，用抵当汤。

抵当汤的组成：水蛭，虻虫，桃仁，大黄。我们按照简洁明了的方式来解读这几个药的药证。

水蛭：在我们这里叫蚂蟥，年龄大一点到过农村去的人都知道稻田里面的水蛭，光着足丫子跑到稻田里面去，水蛭就会吸在小腿上，一个劲地吸血。水蛭（蚂蟥）不是有多么尖利的牙齿来咬破皮肤，而是把吸盘吸在皮肤上，分泌水蛭素（水蛭素是抗血液凝固的，即抗凝血的）。水蛭吸在小腿上很多人是没感觉的，过一会儿就感觉微微有点痒，我也被水蛭叮过。

虻虫（牛蚊子）：它叮在皮肤上，也是通过毛孔分泌一种溶血液、抗凝血的物质，这种物质使血液变得很清稀，它就轻松地吸进去了。

所以水蛭和虻虫的药证就是溶血、抗凝血，发挥活血的作用。

瘀血很严重的情况，我们用抵当汤，效果是很不错的。比如有些人明显有肌肤甲错、嘴唇干裂、皮肤凝血，并且舌底瘀紫，舌尖看起来有一点瘀点，闭经或月经量很少，明显跟瘀血有关，当然辅助的症状还有很多，如记忆力很差、其人善忘这些表现，我们一般用抵当汤，再用一点时方四物汤之类，一边养血，一边活血，效果是蛮不错的。

桃仁：活血化瘀，非常明显的药证。

大黄：它有比较多的药证，在这里面"小腹当硬满"，这个满（腹满）是大黄的药证。桂枝加芍药汤证是腹满时痛，桂枝加大黄汤证是大实痛，同时肯定也有腹满的药证。还有就是腹痛，大黄对应小腹和少腹的药证，这个腹痛的部位还比较宽泛一点。另外，大黄还有谵语如狂的药证。这一条有非常明显的谵语如狂——其人发狂者，这就是大黄证。

刚才解读第124条时，特别说了一下：小便自利要用抵当汤或者抵当丸。第124条，包括后面第125条和126条，小便都是自利的。

第125条明确地说了"小腹硬，小便自利"，这时用抵当汤。

第126条说"小腹满，应小便不利，今反利者，当可下之"，这里也明确说了"小便自利"。

这点很明确：抵当汤、抵当丸证一定是小便自利的。

如果是小腹胀满而小便又不利的，用什么方子？就用桃核承气汤。第106条的小腹胀满是有小便不利的，为什么说小便不利？条文中没有说小便反利这句话，因此可以判断，他是小便不利的，第106条用的是桃核承气汤。小青龙汤也可以治疗腹满、小便不利，前面的条文已经学过。

告诉大家：小腹胀满，小便自利的，用抵当汤或者抵当丸；小腹胀满，小便不利的，用桃核承气汤，或者小青龙汤，当然要符合其他的药证、方证。

【原文】 太阳病，身黄，脉沉结，小腹硬，（小便不利者，为无血也）小便自利，其人如狂者，（血证谛也）抵当汤主之。（125）

【解读】 第125条，其实说得差不多了。

太阳病，身黄：身黄，在这里就是表证。没有汗他就发黄，有汗了他就不发黄。

脉沉结：邪陷入里的表现。

小腹是硬的，小便是自利的，还有其人如狂（狂躁）的表现，这种情况用抵当汤，条文写得很明白。

【原文】 伤寒有热，小腹满，应小便不利，今反利者（为有血），

当可下之，宜抵当丸。（126）

抵当丸方

水蛭（熬）二十个　虻虫（去翅足，熬）二十个　桃仁（去皮尖）二十五个　大黄
三两

上四味，捣分四丸，以水一升，煮一丸，取七合服之，晬时当下血。

【解读】 伤寒有热：没有身黄就有热，这个热，就是有汗出了，有汗出
就没有身黄了，汗出和身黄是有相对应的一些关系的。汗不出的容易黄，汗
出了就不发黄。

小腹满，应小便不利：仲景说的小腹满和小便不利，是有对等关系的。
在小青龙汤条文的或然证里面，我们也说过小便不利跟少腹满是有对应关系
的，他说得很清楚。这一条，仲景已经明说了小腹满就应该会小便不利。所
以这一条提出"今反利者"，即此时反而出现了小便自利。这种情况，就要用
抵当丸，当可下之。

第126条，为什么用抵当丸，不用抵当汤？

因为这一条没有"其人如狂"这样的描述，所以只用丸剂，用抵当丸，
就不用抵当汤。

抵当丸还是由水蛭、虻虫、桃仁、大黄组成的，这个药证已讲就不重
复了。

我们刚才已经提到了一个知识点：关于汗和身黄的关系。仲景认为：阳
明病（这几条是阳明病），如果不出汗就要发黄，如果出汗就不发黄。

与后面的第236条横向比较可知："阳明病，发热汗出者，不能发黄也"，
条文说得很清楚，发热汗出的，就不能发黄。这是仲景明确说的，汗出了就
不发黄。"但头汗出，身无汗，剂颈而还，小便不利，渴饮水浆者，身必发
黄，茵陈蒿汤主之"，这里说得非常明白：只是头部出一点汗，身上不出汗，
剂颈而还（到了颈部这里就没有汗，颈下没汗），小便不利，还非常地渴引水
浆，这就一定会发黄（身必发黄），茵陈蒿汤主之。这一条证实了我刚才的观
点：有汗就不发黄，没汗（身无汗）就会发黄，说得非常清楚。只是头汗出，
其他部位不出汗，那肯定就要发黄。这一条就证实了汗出和发黄对应的关系。

【药证提示】

（1）桃仁证：瘀（活血化瘀）。

（2）大黄证：①腹满；②腹痛（小腹和少腹）；③谵语；④躁狂。

（3）水蛭、虻虫证：瘀（溶血，抗凝血）。

辨太阳病 结胸

大陷胸汤，大陷胸丸

【原文】 太阳病，脉浮而动数 注 浮则为风，数则为热，动则为痛，数则为虚，经 头痛发热，微盗汗出，而反恶寒者，表未解也。

医反下之，动数变迟，膈内拒痛（胃中空虚，客气动膈），短气躁烦，心中懊恼，阳气内陷，心下因硬，则为结胸，大陷胸汤主之。

若不大结胸，但头汗出，余处无汗，剂颈而还，小便不利，身必发黄也，宜大陷胸丸。（134）

大陷胸汤方
大黄（去皮）六两　芒硝一升　甘遂一钱匕

上三味，以水六升，先煮大黄，取二升，去滓，内芒硝，煮一两沸，内甘遂末，温服一升，得快利，止后服。

大陷胸丸方
大黄半斤　葶苈子（熬）半斤　芒硝半斤　杏仁（去皮尖，熬黑）半升

上四味，捣筛二味，内杏仁、芒硝，合研如脂，和散，取如弹丸一枚，别捣甘遂末一钱匕，白蜜二合，水二升，煮取一升，温顿服之，一宿

乃下，如不下更服，取下为效，禁如药法。

【解读】这一条由几个段落组成，稍微复杂一点，就是说，太阳病脉是浮的，但"动数"（跳得比较快），有"头痛发热"（太阳病的表现），"微盗汗出"（一直都出汗），"而反恶寒者"（反而他是恶寒的），有一份恶寒就有一份表证，所以说就是"表未解也"。

这里没有给出处方，这条看到这一段，其实桂枝汤证还在，有头痛发热，一直出汗，而且有恶寒，这是表未解，虽然不是脉浮缓，是脉浮数，但桂枝汤证的症状还在，所以这里是可以用桂枝汤的。

接下来，医反下之，就是不但没有用桂枝汤，反而用了下法，这个脉浮而动数，就变成脉迟了。相当于用了下法，津液就有损伤了，然后脉变迟了，就发生变证了。

膈内拒痛：不能去按压，如果按压胸口这里，就会很痛。

短气躁烦，心中懊忱［ào náo］：这是什么意思？这里的短气躁烦、心中懊忱，如果不是因为有"膈内拒痛"（胸痛）这一点，看上去是不是就像栀子豉汤证一样？实际上，因为有胸痛，看似栀子豉汤证，实际上是排除栀子豉汤证的意思。

后面的"则为结胸"：结胸就是有胸痛，用方也是大陷胸汤，所以肯定这里就是排除栀子豉汤。大家细细去体会理解。

阳气内陷，心下因硬：阳气，这里应该指的是津液。因为用下法，就把津液拉下来了，津液不是被发出去，而是被拉下来，所以津液就会内陷，然后胸口下面（心下）就变硬了，这种情况就会出现胸痛，就是结胸，要用大陷胸汤来治疗（大陷胸汤主之）。

若不大结胸：这里特别加了一个"大"字，就是说，如果不是胸很痛（结胸就是胸痛）。

只有头汗出，到了颈部就没有汗了，其他地方没汗，而且小便不利的这种情况，身必发黄。这里他用的是大陷胸丸。

这里就是特别跟茵陈蒿汤进行辨别，条文的"但头汗出，余处无汗，剂颈而还，小便不利，身必发黄也"，是不是就像第236条茵陈蒿汤的"阳明病，发热汗出者，不能发黄也，但头汗出，身无汗，剂颈而还，小便不利，渴引水浆者，身必发黄，茵陈蒿汤主之"，但第236条的茵陈蒿汤没有胸痛。所以这里如果没有胸痛，就要用茵陈蒿汤；有胸痛，若不大结胸（不是很痛），还是有结胸（胸痛），但头汗出（其他地方无汗），剂颈而还，小便不利，而且身必发黄，这种情况下就用大结胸丸。

这个条文，两处都有排他证："短气躁烦，心中懊恼"，就是排除栀子豉汤，因为有结胸，它们的鉴别点就在于胸痛的有无。后半条的"但头汗出，余处无汗，剂颈而还，小便不利，身必发黄也"，因为有胸痛，但不是很痛，这种情况就用大陷胸丸。这跟茵陈蒿汤区别的要点，在于茵陈蒿汤证没有胸痛，大陷胸丸证有胸痛（不是很痛，不是大结胸，是普通的结胸）。

大陷胸汤的药物组成：大黄，芒硝，甘遂。大陷胸汤我没用过，因为我没有备甘遂，所以我就不过多地去解读。但这个选方，在这里的指征是很明确的：出现"膈内拒痛，短气躁烦，心中懊恼"，然后是胸痛，这种情况就用大陷胸汤。不是很痛，有"但头汗出，余处无汗，剂颈而还，小便不利，身必发黄"，就用大陷胸丸。

【原文】 伤寒六七日，结胸热实，脉沉而紧，心下痛，按之石硬者，大陷胸汤主之。（135）

【解读】 伤寒六七日，结胸热实，这一条非常明确地说了有胸痛。脉沉而紧，这是陷里的表现。

心下痛：不但有胸痛，而且胃这个部位也痛。心下指的是胃。

按之石硬者：腹证按之心下是很硬的。

结胸病，症见胸痛、胃痛、心下很硬，直接用大陷胸汤就符合方证。条文写得很明白。

【原文】 伤寒十余日，热结在里，复往来寒热者，与大柴胡汤。但结胸，无大热（此为水结在胸胁也），但头微汗出者，大陷胸汤主之。（136）

【解读】 患伤寒十多天，热结在里。热结在里，就会出现"心下急"，或"郁郁微烦"，同时有往来寒热，这种情况就用大柴胡汤。不单是往来寒热，还有"心下急，郁郁微烦者"，这种热结在里的表现，是使用大柴胡汤的一个非常好的指征。

但结胸，无大热：只是胸痛，无大热，就是说不是全身都出大汗，没有大汗出，只是有点头汗出（但头微汗出），这种情况就用大陷胸汤。

这里就是说，只是有点头汗，不是很厉害的"但头汗出"，身上没有什么汗，只是胸痛，没有热结在里而见心下急、郁郁微烦、往来寒热这些大柴胡汤证，这种情况就用大陷胸汤。这一条指向性很强、很明确：但头汗出，身无大热，但结胸，就用大陷胸汤主之。

【原文】 太阳病，重发汗而复下之，不大便五六日，舌上燥而渴，日晡所小有潮热，发心胸大烦，从心下至少腹硬满而痛，不可近者，大陷胸汤主之。（137）

【解读】 这一条，太阳病，重发汗而复下之。说重［zhòng］发汗也好，重［chóng］发汗也好，这是两个概念：一是重［zhòng］发汗，比如用麻黄剂，发汗力很强；或者说重［chóng］发汗，就是说发了一次汗病没有解，再次发汗，也可以这样理解，都不会错。

重［zhòng］发汗或者重［chóng］发汗，病没有解，反而又用了下法，相当于大发汗，或者两次发汗，没有解，复下之（又用下法），那么造成津液损伤，导致五六日不大便。这是显而易见的津液亏损。

舌上燥而渴：这个病就进入阳明了。

日晡所小有潮热：就是说阳明有潮热，潮热是芒硝证。反复说过好多次了，我们要想到阳明病的芒硝证。

发心胸大烦：其实就是"结胸热实"，就像第135条的"结胸热实，脉沉而紧，心下痛，按之石硬者，大陷胸汤主之"，这就是结胸热实。

从心下至少腹硬满而痛：从胃的位置，一直到腹部，不但痛，而且还很硬满。

这个条文，大家要多斟酌一下，"从心下至少腹硬满而痛，不可近者"，这个症状和大承气汤证的症状很相似，大承气汤证也有拒按，也可以硬满而痛。两者的主要区别在于，大陷胸汤证还有"发心胸大烦""结胸热实"，即还有胸痛、胸部症状，而大承气汤证没有胸部症状，只有腹部症状。

第137条和前面几条是连贯在一起的，都是在写大陷胸汤证。第137条的要点是"发心胸大烦，从心下至少腹硬满而痛"。同时重点要掌握大陷胸汤和大承气汤的区别。

小陷胸汤

【原文】少结胸者，正在心下，按之则痛，脉浮滑者，小陷胸汤主之。（138）

小陷胸汤方

黄连一两　半夏（洗）半升　栝楼实（大者）一枚

上三味，以水六升，先煮栝楼实，取三升，去滓，内诸药，煮取二升，去滓，分温三服。

【解读】少结胸者，宋本《伤寒论》中是"小结胸"，康平本是"少结胸"。少结胸者，就是小结胸证。正在心下：就在心窝的下面。按之则痛：按压才痛，所以叫小结胸；不按压，则只有胸痛，没有心下的胃痛。脉是浮滑的，用小陷胸汤主之。

小结胸也好，大陷胸汤证的大结胸也好，结胸指的就是胸痛，大家一定要理解。

小陷胸汤证不单用于治疗胃痛与按压痛，同时要伴有胸痛。胸痛是栝楼实证。

小陷胸汤的药物组成：黄连一两，半夏半升，栝楼实一枚（大者）。

方中用的是比较大的一个栝楼实，栝楼实的药证就是胸痛；黄连有治疗胃痛的作用，这里的黄连证其实就是"心下按之则痛"；半夏半升，这在条文里面就没有对应的症状。

张仲景的文字很简洁，有些症状有可能隐藏着，没有在条文中列出来，所以学习好药证对学习条文有很多帮助。

首先，这个患者应该有胸痛（栝楼实证）、胃按压痛（黄连证），既然有半夏就有不欲饮。学习小柴胡汤时也讲过"不欲饮食"，不欲饮是半夏证，不欲食是人参证和生姜证。我们从药物组成可以看出小陷胸汤证,不但有"少结胸者"(胸痛),还有"正在心下,按之则痛"(胃的按压痛),同时应该还有不太喜欢喝水(不欲饮)这些表现。看到这种患者,临床上大胆使用小陷胸汤,应该见效很快。

【药证提示】

(1)半夏证:不欲饮。

(2)人参证:不欲食。

(3)黄连证:胃痛,胃按压痛。

(4)栝楼实证:胸痛。

太阳病误下,结胸,协热利

【原文】 太阳病,二三日,不能卧,但欲起,心下必结,脉微弱者(此本有寒饮也)。反下之,若利止,必作结胸;未止者,四五日复下之,此作协热利也。(139)

【解读】 这一条,历来医家解读争论很大,确实很费解。我们只能尽量从仲景描述的部位、脉象,还有误治的后果来理解,可能会稍微接近原意一点。

太阳病,二三日:得了太阳病两三天之后。

不能卧:不能躺下去。

但欲起:只想坐起来。

心下必结:心下指的是胃,不是必须结,是可能有结痛。

脉微弱者:脉是微弱的。

后面注解"此本有寒饮也",但我认为这里应该是"此无阳也",就是缺少津液的缘故。我为什么这样说?

我们解读仲景条文要横向比对,第27条说"太阳病,发热恶寒,热多寒少。脉微弱者,此无阳也",这里跟第27条的描述一样,"脉微弱者,此无阳也",这就是津液匮乏的意思,不是说有寒饮,不是这个意思。

反下之:为什么反下之?本身"心下必结,脉微弱者""此无阳也",就是津液已经匮乏了。脉微弱：脉管里面津液不充沛，血液就不充沛，肯定就脉微弱了。"反下之"，说明是误治。本身津液就匮乏，还用下法，那就属于误治。

若利止，必作结胸：津液不够了，反而用了下法，更加伤津。使用下法后利止了，那么就会结胸。这里的"必作结胸"，根据前面条文可理解为"结胸热实"，跟第135条是一样的道理。但这里写的是"必作结胸"，没有说大结胸，有可能就是有一点心痛，估计应该是小结胸，所以用小陷胸汤的可能性比较大一点。条文前半段说"心下必结，脉微弱者。反下之，若利止，必作结胸"，这里怎么处理，仲景没有提出来。估计应该是小陷胸汤证，可用小陷胸汤。

未止者，四五日复下之，此作协热利也：这一条有点费解。如果一个人"太阳病，二三日，不能卧，但欲起，心下必结"，并且脉是微弱的，医生反而用了误治的下法，如果下法用了之后利止，有可能就会结胸，所以可能用小陷胸汤。

然后又说"未止者"，用了下法之后，下利没有停止。"四五日复下之"，这一条，医生怎么可能用了下法四五天，下利还不止，重新又用下法。我认为这条可能有错，估计这里应该是"四五日复下利"，应该是复下利，或者是利不止的意思。

这种情况，"此作协热利也"，协热利的热者用葛根黄芩黄连汤，协热利的寒者就是桂枝人参汤证。第163条用的就是桂枝人参汤。

如果说协热而利的热者用葛根黄芩黄连汤，大家能够理解，但又不排除有可能寒者用桂枝人参汤。

第163条：太阳病，外证未除，而数下之，遂协热而利，下不止，心下痞硬，表里不解者，桂枝人参汤主之。

这条我们后面会讲到，在这里完全有可能，寒者就是桂枝人参汤证。

太阳病下之，其脉促不结胸者

【原文】 太阳病，下之，其脉促，不结胸者（此为欲解也），□□□□□□。（140）

【解读】 这一条，前半段跟第 21 条的"太阳病，下之后，脉促胸满者，桂枝去芍药汤主之"非常接近。

"太阳病，下之，其脉促，不结胸者"，不结胸，是不是有点胸满？那么就跟第 21 条的桂枝去芍药汤非常接近。虽然后面没有说出处理的方法，但写到了"不结胸者"，不结胸就是没有胸痛，那么我们用桂枝去芍药汤肯定是正确的。

如果有胸痛，那就在大陷胸汤和小陷胸汤中选。痛得厉害的就用大陷胸汤；痛得不厉害，有点胸痛，胃有点按压痛，就用小陷胸汤，这些状况在临床上经常碰到。

如果脉促胸满，没有胸痛，桂枝去芍药汤主之。我们知道，桂枝有胸闷这个药证。

如果说有一点结胸（有点胸痛），我们就要用小陷胸汤。栝楼实证是胸痛，这个药证我们复习一下。

文蛤散，五苓散，三物小陷胸汤

【原文】 病在阳，应以汗解之，反以冷水潠之，若灌之，其热被劫不得去，弥更益烦，肉上粟起，意欲饮水。

反少渴者，服文蛤散；若不瘥者，与五苓散。

寒实结胸，无热证者，与三物小陷胸汤 注白散亦可服。（141）

文蛤散方

文蛤五两

上一味，为散，以沸汤，和一方寸匕服，汤用五合。

白散方

桔梗三分 巴豆（去皮尖，熬黑，研如脂）一分 贝母三分

上三味，为散，内巴豆，更于白中杵之，以白饮和服，强人半钱匕，羸者减之，病在膈上必吐，在膈下必利，不利进热粥一杯，利过不止，进冷粥一杯。

【解读】 这一条分成了三段，就是说，病在阳，应以汗解之。病在阳，指的不是三阳或阴阳的概念，我认为"病在阳"就是有外证，有外证就应该用汗解，即我们说的上解（汗法）。但是庸医反而以冷水潠［xùn］之，就是说用冷水去喷淋，喷冷水。

若灌之：就像灌溉一样，用很多冷水来灌。

这样造成什么后果？有外证，如有点发热，用冷水一灌溉，毛孔马上就闭塞了，所以"其热被劫不得去"，毛孔闭塞，本身这个热邪应该随着汗出去，结果用"冷水潠之，若灌之"，这个热肯定就被劫不得去，就不会随汗而出去。

弥更益烦：就更加烦躁了。

肉上粟起：皮肤上面像粟米一样起鸡皮疙瘩。

意欲饮水，反少渴者：意欲饮水，想喝一点水。反少渴者，不是很渴。宋本《伤寒论》里面是"反不渴者"，不管是不大渴、小渴，或者不渴，就是说喝水不多。

那么就服文哈散。文哈散，有医家认为应该是文蛤汤，我也认为文蛤汤更正确。为什么呢？

《金匮要略·消渴小便不利淋病脉证并治》里面的"渴欲饮水不止者，文蛤散主之"，这是"渴欲饮水不止者"，非常口渴，跟这里的"少渴者"，是有区别的。

但是，《金匮要略·呕吐哕下利病脉证治》中又说"吐后，渴欲得水而贪饮者，文蛤汤主之，兼主微风，脉紧，头痛"，我们从上述条文中就可以看出文蛤汤更好一些。为什么呢？

因为文蛤汤的组成，相当于大青龙汤的结构组成，大青龙汤去掉桂枝，加文蛤五两就是文蛤汤。有点渴：石膏可以止渴，而且生姜、甘草和大枣都可以生津液。同时，应当以汗解之，"反以冷水潠之，若灌之"，使得毛孔闭塞了，肯定就要把毛孔打开。虽然没有写头痛或者脉紧什么的，既然是用冷水灌溉了之后，热邪被劫不得去，又烦躁，那肯定要用麻黄来打开毛孔。这个烦躁是石膏证。大青龙汤证也是"不汗出而烦躁"。

临床上碰到这种情况：患者得了外感病，本应用发汗法，却输了很多冷的液体进去，外邪就排不出去了，而且很烦躁。那么中医怎么治疗？患者有点口渴，我认为应该是用文蛤汤。

文蛤汤其实就是大青龙汤去掉了桂枝，加文蛤五两，所以对这个烦有效，对打开毛孔也有帮助；有点渴，石膏、姜、草、枣也是有治疗作用的。

这一条的这一段，我特别啰唆了一点，希望对大家有帮助。这要根据临床来判断，而且从推理上来讲，应该不是文蛤散，而是文蛤汤。

若不瘥者，与五苓散。寒实结胸，无热证者，与三物小陷胸汤。

若不瘥者，就是用了文蛤汤或文蛤散，还是没有好。若不瘥者，不是一点都没有好，是说没有痊愈，其实就是好了一部分，可能烦躁或口渴，或头痛这些都有改善，但没有完全好，那么这种情况，我们就要用五苓散。

在这里，没有把五苓散的药物组成附上去，宋本《伤寒论》应该在这里附了药。

五苓散：猪苓十八株，泽泻一两六株，白术十八株，茯苓十八株，桂枝半两。

五苓散的方证很明显，外证是有的，渴也是明显的，所以这里"若不瘥"，估计还有一点点小小的头痛、口渴，有点头晕，这种情况就用五苓散。

寒实结胸，无热证者，与三物小陷胸汤："寒实结胸，无热证者"，其实是与"结胸热实"对比，实际上就是跟大陷胸汤证进行对比。不像第 135 条的情况，他没有胸很痛，胃自觉痛也没有，但是按之有点痛，这种情况就用三物小陷胸汤，这点应该是很好理解的。

【药证提示】

（1）麻黄证：无汗（上解、汗解药，打开毛孔）。

（2）石膏证：烦躁。

小柴胡汤

【原文】 妇人中风，七八日续得寒热，发作有时，经水适断者（此为热入血室），其血必结，故使如疟状，发作有时，小柴胡汤主之。（144）

【解读】 第 144 条与第 106 条应该是放在一起的。

第106条：太阳病不解，热结膀胱，其人如狂，血自下，其外不解者，尚未可攻，当先解其外，外解已，但小腹急结者，乃可攻之，宜桃核承气汤。

第144条：妇人中风，七八日续得寒热，发作有时，经水适断者（此为热入血室），其血必结，故使如疟状，发作有时，小柴胡汤主之。

第144条有热结膀胱的桃核承气汤证，但少阳的外证很明显，所以应该先解外，用小柴胡汤。但用了小柴胡汤，这个病其实并没有好，最后还是要用祛瘀血的药，可能后面还是会用桃核承气汤，所以这条跟第106条，其实是相关联的。

虽然第144条跟106条都有"少腹急结""其血必结"这种情况，但第144条，因为还有"如疟状""发作有时"的少阳外证，而且七八日还有往来寒热，这种情况要先解外，用小柴胡汤，然后根据症状，由于有"其血必结""热入血室"的血结，最后还是会用祛除瘀血的药物。这个大家都能够理解。

柴胡桂枝汤

【原文】伤寒六七日，发热，微恶寒，肢节烦疼，微呕，心下支结，外证未去者，柴胡桂枝汤主之。（146）

柴胡桂枝汤方

桂枝（去皮）一两半　黄芩一两半　人参一两半　甘草（炙）一两　半夏（洗）二合半　芍药一两半　大枣（擘）六枚　生姜（切）一两半　柴胡四两

上九味，以水七升，煮取三升，去滓，温服一升㊟本云人参汤，作如桂枝法，加半夏、柴胡、黄芩，复如柴胡法，今用人参作各半剂。

【解读】这一条大家可以仔细斟酌，临床上柴胡桂枝汤的使用频率是很高的。我们先从字面上去理解。

伤寒六七日，就是伤寒大概六七天了，不管有没有治疗，这种情况基本上是太阳病传少阳了，因为六七天了还是发热，又有点微恶寒，有点怕冷。

肢节烦疼：肢节就是关节，可以活动的关节是烦痛的。

微呕：不能单纯从字面理解为只是有点呕，我想这样理解是不全面的。

仲景喜欢说呕，不呕就是无少阳证，不渴就是无阳明证，他的呕代表少阳证。微呕应该是稍微有一点点少阳证的意思，包括往来寒热、心烦喜呕、默默不欲饮食、胸胁苦满等，这些症状可能都还是有一点的。

心下支结：心下就是胃的位置，即心窝下面。支结，就是有点不舒服，有可能有一点痛。

外证未去者：就是指太阳证可能比少阳证要多一点，因为外证没有去，有一点少阳证，但太阳证可能要多一点，这种情况就用柴胡桂枝汤。

新冠病毒感染后期，柴胡桂枝汤使用频率很高。很多患者在感染后期，有点不想吃东西，有点烦躁，有点微微怕冷，关节有点疼痛，遇到这种情况，我们把柴胡桂枝汤用上去，真的效果非常好，我都是开两三天的药，患者就好了。这确实是非常值得大家重视的一个处方。

心下支结，就是说有一点点胃痛的感觉。肢节烦疼，就是活动的关节（包括肘关节、腕关节、指关节）有一点点烦痛，柴胡桂枝汤用上去，效果都很好。

这里的微呕，就是指有一点少阳证，小柴胡汤占了一半的比例。外证未去，桂枝汤占了一部分。心下支结，就是胃有一点点痛，这里芍药还是起了一点作用的，虽然没有倍芍药，没有加大芍药的量，但多少也起一点作用，因为对于心下支结，药证里面只有芍药才有相应的治疗作用。其他的药证，已经解读过很多次了。

【药证提示】 芍药证：①胃痛；②腹满，腹痛。

柴胡桂枝干姜汤

【原文】 伤寒五六日，已发汗而复下之，胸胁满微结，小便不利，渴而不呕，但头汗出，往来寒热，心烦者㊟此未解也，柴胡桂枝干姜汤主之。（147）

柴胡桂枝干姜汤方

柴胡半斤　桂枝（去皮）三两　干姜二两　栝楼根四两　黄芩三两　牡蛎（熬）二两　甘草（炙）二两

上七味，以水一斗二升，煮取六升，去滓，再煎取三升，温服一升，日三服。初服微烦，复服，汗出便愈。

【解读】 这一条的使用频率也是相当高的，基本上我每天都要开好几次柴胡桂枝干姜汤。我们先从条文来理解。

伤寒五六天了，已发汗。用了汗法，即用了上解的方法，可能并没有好，又复下之，即又重新用了下法。

古代的医生，先用汗法，再用下法，然后是吐法；或者先用大汗，然后用熨背，或者温针灸，用火疗。古代很多医生都是这个治病程序。

这个患者，已经伤寒五六天，用汗法没有好，又用下法，结果病没有好，反而出现了胸胁满微结。

胸胁满微结：胸胁满是柴胡证；微结，根据大陷胸汤、小陷胸汤里的"结胸"，包括第146条的"心下支结"，这个结都是有一点痛的意思。胸胁满微结，就是胸胁很满，有一点点痛。大陷胸汤是治大结胸证，小陷胸汤是治小结胸证。那这个胸胁满微结，就相当于微结胸，有点痛。

小便不利：应该是柴胡桂枝干姜汤的整体方证，不能说是哪个药的药证，有很多是整体方证。

渴而不呕：柴胡桂枝干姜汤里面是没有半夏的，所以渴就不能用半夏。半夏证是不欲饮，而渴是欲饮的，肯定就不要用半夏。同时半夏还有止呕的药证，这里说"不呕"。因此这一条，一看就知道柴胡剂里没有半夏。渴，还有栝楼根证。

还有人问，"渴而不呕"的"不呕"，是不是指没有生姜证、半夏证？从字面上理解，我认为没有半夏证和生姜证的可能性很大。还有老师解读这个"不呕"，认为是指不呕痰，我觉得也有些道理。因为里面有小便不利，提示津液有相对的匮乏，可能有一些痰，但他没有达到不呕痰的程度，可能也有这个意思，但我还是赞成没有半夏证和生姜证。

但头汗出：这点非常重要。临床上，我用柴胡桂枝干姜汤，一般不是用于单纯的头汗。我是只要看到胸以上喜欢出汗，而下半身不出汗，再具备胸胁满微结，或者往来寒热这些表现，我都用柴胡桂枝干姜汤，毫不犹豫地用上去，效果非常好。"但头汗出"，从药证上讲就是桂枝证。为什么"但头汗出，剂颈而还"，下面不出汗？这是因为局部津液是匮乏的。

往来寒热：柴胡证是明显的。

心烦：黄芩证也是非常明显的。

这一条，只要是学习药证的人都很好理解。我在临床上，柴胡桂枝干姜汤的使用频率非常高，比如疲乏综合征，很疲乏，睡眠也不好，第二天感觉昏昏沉沉，不管是便溏的、便干的都可以用。大家仔细理解一下。

这一条，我们要多使用一点腹诊。我的患者，我会叩击他的胸胁处，基本上胸胁的叩击痛很明显，特别是右边。

柴胡桂枝干姜汤的药证如下。

柴胡半斤：胸胁满是柴胡证。微结，即有点痛，也是柴胡证的可能性很大。

桂枝：本身有胸闷的药证，可能桂枝对胸痛也有一定的治疗作用，桂枝在这里是"但头汗出"的药证更多一点。

干姜：因为津液伤了，需要补津液。柴胡桂枝干姜汤治疗一些便秘，又符合柴胡证的患者，效果也很好。因为这里面有二两的干姜，是补充津液的。

栝楼根四两：补充津液，对口渴效果是很好的。

心烦：黄芩证。

牡蛎：很多人认为牡蛎对渴和出汗有治疗作用，很多学习时方的人，认为牡蛎有敛汗作用。我觉得牡蛎对胸胁满微结的微结胸可能有一些作用，因为牡蛎是海产品，味咸，散结作用肯定比较强。

炙甘草二两：药证肯定是固护津液，不用说。

另外，我刚才讲了栝楼根治口渴的药证，其实栝楼根还有一个作用，在治疗手麻木方面，效果是可以的。我在临床上也这样用过：比如，黄芪桂枝五物汤治疗下肢的麻木效果特别好，对上肢麻木的疗效有些好、有些不好。然后我用桂枝汤加上栝楼根，对于手麻木，有时候效果也很好；或者黄芪桂枝五物汤加上栝楼根 20g，对手麻木效果确实是可以的，临床上可以去应用一下。

临床上，柔痉的栝楼桂枝汤，用在手的麻木（麻木不仁）上，确实有效果。栝楼根，不单是对津液补充有好处，对于治疗手麻这方面，大家可以临床上多观察一下。

【药证提示】

（1）栝楼根证：①口渴；②手麻木。

（2）桂枝证：①胸闷；②胸痛。

（3）炙甘草证：固护津液。

（4）干姜证：补津液。

（5）半夏证：①不欲饮；②呕。

（6）牡蛎证：散结，如柴桂姜汤的微结胸。

小柴胡汤

【原文】 伤寒五六日，头汗出，微恶寒，手足冷，心下满，口不欲食，大便硬，脉细者（此为阳微结，必有表复有里也，脉沉者，亦在里也）注 汗出为阳微，假令纯阴结，不得复有外证，悉入在里，此为半在里半在外也，脉虽沉紧，不得为少阴病，所以然者，少阴不得有汗，今头汗出，故知非少阴也。经 可与小柴胡汤，设不了了者，得屎而解。（148）

【解读】 这一条，注解比较多，我们不去看注解，注解反而把我们搞得头晕脑涨的，我们直接从原文来解读就很好理解了。很多医家解读是不一样的，我们尽量贴近原文去解读，可能在临床上的帮助大一点。

这一条就是说伤寒五六天了，可能传少阳了，但是仍然头汗出，而且微恶寒，手足冷，这些都不是少阳证的症状，其实还有表证，还有外证。

下面又提到"心下满，口不欲食，大便硬，脉细者"，这是什么原因？

这是因为外证未解，整个人体的抗病趋势是还在抗病，津液还在努力向表向上去抗病，所以就出现了心下满（胃胀）。就像跑步时，把津液都跑到四肢体表去了，那么胃口就感觉会差一点。中西医都是明白这个道理的，运动之后，血液都往肌肉组织跑了，所以那时吃饭都不太想吃。所以有些人说，刚吃了饭之后，一定不要去锻炼。如果刚吃完饭去锻炼，你的津液都跑到肌肉组织的体表去了，肯定消化就差一点，所以会心下满。这个心下满，大家要明白是津液去抗病了，在表在外抗病，所以出现了心下满（胃胀），就不太想吃饭（口不欲食）。

怎么又出现了大便硬？还是一样的道理，就是津液都跑到体表抗病去了，肠道相对干枯一点，津液少一点，所以大便就比较硬了。肠道干枯，同时脉管的津液少了，所以脉细。这样解释就很好理解了。

这种情况，就可与小柴胡汤。仲景没有说小柴胡汤主之，而是说"可与小柴胡汤"，可与小柴胡汤的原因，不是说他有柴胡证。因为条文中并没有说有明显的少阳证，但是时间过去五六天了，疾病有向少阳传变的可能，这时候仲景说可与小柴胡汤，其实就是提前对少阳传变的一个阻断。用小柴胡汤的目的，就是阻止传少阳，这个大家可以去理解一下。

临床上，比如见到发热、头痛、身痛（一身强痛）的患者，我们在用葛根汤的时候，有时会加柴胡、黄芩、甘草一类的药物，也是为了阻断少阳传变，效果也蛮好的，可以防止坏病出现。

设不了了者，得屎而解：如果用了小柴胡汤，可能有一些症状已经缓解，但还"不了了者"，就是没有完全好。这种情况把肠道的这些粪便、宿便拉出去就好了，就是"不了了者，得屎而解"。

其实这一条的重点在前半段，就是伤寒五六天了，虽然没有明显的少阳表现，但是可以用小柴胡汤来阻断少阳传变。

我们观察了一下，小柴胡汤里唯一提到手足冷的，应该就是第148条。我们平时都说黄芩证是手足热或手心热，哪怕足不热手也是热的，或者手不热足也是热的，都没有碰到手足冷的情况。这一条为什么有"手足冷，心下满"？

这一条，按我们刚才的理解，其实并不是说小柴胡汤是在治疗少阳病，而是阻断少阳的传变。他手足冷，其实还有外证，但这里用小柴胡汤的目的就是为了阻断少阳传变，这样太阳病就不传少阳，直接在太阳阶段病就解掉了，而且小柴胡汤本身是可以解外的。如果服用了小柴胡汤，还没有完全好，此时得屎而解，那么就把没有消化的肠中积滞去掉了，津液慢慢就会恢复，外证自解。

这个"设不了了者，得屎而解"，也非常明白地告诉大家：因为津液都用到胃肠中去了，如果胃肠中积滞的这些东西去掉了，津液自然而然就恢复了，那么外证也随之而解。

柴胡汤，大陷胸汤，半夏泻心汤

【原文】伤寒五六日，呕而发热者，柴胡汤证具，而以他药下之，柴胡证仍在者，复与柴胡汤（此虽已下之，不为逆）。必蒸蒸而振，却发热汗出而解。若心下满而硬痛者（此为结），大陷胸汤主之。但满而不痛者（此为痞），柴胡不中与之，宜半夏泻心汤。（149）

半夏泻心汤方

半夏半升　黄芩　干姜　人参　甘草（炙）各三两　黄连一两　大枣（擘）十二枚

上七味，以水一斗，煮取六升，去滓，再煮取三升，温服一升，日三服。

【解读】这一条也是分三段来表达的，其实是三个自然段落。

伤寒，五六天了。跟上面第148条一样，也是伤寒五六日，但这里已经传向少阳了，他是"呕而发热者"。

呕本身就是少阳证。仲景的不呕是无少阳证，不渴是无阳明证。这很显然已经传到少阳了。"呕而发热者，柴胡汤证具"，直接说"呕而发热"就是柴胡汤证具了，但医生却用他药下之，这种情况用下法是误治。

虽然误治，"柴胡证仍在者，复与柴胡汤"，虽然用了下法，但是柴胡证还在，并没有因此进入阳明或进入阴证，这个人的身体看来还是不错的，用了下法柴胡证还在，病情比较稳定。这种情况，《伤寒论》的治疗原则是治在当下，既然柴胡证仍在，再次给予柴胡汤，这一点相信大家都能够理解。

给予柴胡汤，"必蒸蒸而振，却发热汗出而解"，就是说服用了小柴胡汤后，小柴胡汤本来就有汗解的作用，"蒸蒸而振"，其实就是汗解的一个趋势，就是上解的趋势，"发热汗出而解"，就解外了。这一点也是很好理解的。

最前面这一小段，就是说本身伤寒五六天，进入少阳了，柴胡证具，但是庸医用下法，虽然用了下法，但这个人的情况还比较稳定，柴胡证还在，所以就用柴胡汤。服用柴胡汤之后，因为该方有上解的趋势，就有汗解的作用，就一定会蒸蒸而振，会发热，出一点汗就解掉了。

接下来，如果出现同样用了下法之后，没有柴胡证了。"若心下满而硬痛者"，这里很明确，就不是柴胡证了。条文"若心下满而硬痛者"后有后人补充，"此为结"，我很赞同，说明这是热实结胸，就是心下痛、按之实硬的大陷胸汤证了，所以大陷胸汤主之。

还有一个"但满不痛者"，这里也是排除了柴胡证。心下满，但是不痛，这种情况就不是柴胡证了，所以"柴胡不中与之"，就应该用半夏泻心汤了。

整个这一条，其实就是说伤寒五六日，进入了少阳，医生用了下法误治，柴胡证仍在的，就用小柴胡汤；柴胡证不在了，出现心下满而硬痛，即热实结胸的心下痛，按之实硬，就用大陷胸汤；如果不痛，只是心下满，这种情况就用半夏泻心汤。

这个条文分段解读，就容易理解了。

半夏泻心汤的组成：半夏半升，黄芩、干姜、人参、炙甘草各三两，黄连一两，大枣十二枚。

从药物组成可以看出：半夏证就有呕吐、肠鸣这些症状。《金匮要略·呕吐哕下利病脉证治》里面的"呕而肠鸣，心下痞者，半夏泻心汤主之"，这就是有呕吐、肠鸣、心下痞，为半夏泻心汤证。

黄芩证是手足心热。

心下硬：如果是痞硬，就有人参证；纯粹的心下痞不硬，就是黄连证了。黄连有治心下痞的药证，比如大黄黄连泻心汤的"心下痞，按之濡"，是软的就没有人参证，就是大黄、黄连证。

【药证提示】

（1）半夏证：①呕吐；②肠鸣。

（2）人参证：①心下痞硬；②食不下（不欲食）。

（3）黄芩证：手足心热。

（4）黄连证：心下痞。

太阳少阳并病，而反下之

【原文】 太阳少阳并病，而反下之，成结胸，心下硬，下利不止，水浆不下，其人心烦，□□□□□。（150）

【解读】 这一条，我看到很多解读争议都很大，条文没有附具体的方药，我简单地解读一下。

这是一个太阳少阳并病。并病，要么就是一经一经地解，先表后里或先里后表；或者就直接用两个经方的合方。仲景的合方，不是我们自己去合方，如太阳少阳并病，用柴胡桂枝汤，那么太阳和少阳的并病用的就是一个合方，有可能他本身就是柴胡桂枝汤证。

而反下之，医生误用了下法，就成了这个结胸。因为后面有"下利不止"，所以还不能说是真正的结胸，这里应该是说像结胸一样的表现，不是真正的结胸，所以还不能够用大陷胸汤，并不是热实结胸，是不是心下按之实硬，还不一定。因为这个人若是结胸，他是不会下利不止的。

后面的"下利不止，水浆不下，其人心烦"，跟第 273 条中"食不下，自利益甚，时腹自痛"的太阴病提纲证的症状差不多。其实太阴病提纲证，也并不能代表太阴病的全貌，只是有桂枝加芍药汤的表现。

从后面的内容可以看出他不是真正的结胸。从条文来看，有点像人参汤证。下利不止，人参汤里有大量的炙甘草固护津液；因为伤了津液，医反下之，属于误治，干姜是要补充津液的；食不下（水浆不下），这就是人参证；心下硬，也是人参证。条文中这几个方框，我觉得可以填上人参汤主之（理中汤主之）。其人心烦：津液匮乏肯定会烦，这很正常。

第 150 条，确实有太多的医家解读，太多的版本，包括成无己他们解读的，我觉得都是仁者见仁，智者见智。

我看第 150 条，就是说本身是柴胡桂枝汤证，因为用了下法误治，成了一个感觉像结胸病，但事实上不是结胸的病。津液有流失，下利不止，吃不下东西，还心烦，如果碰到这种情况，我可能就直接用人参汤。因为人参汤对上述大部分的症状，都可以起到治疗作用：心下硬是可以的；下利不止是可以的；水浆不下亦是可以的；其人心烦，津液补充起来自然就不烦了，也是可以的。方框有五个，人参汤主之刚好是五个字。

【药证提示】

（1）人参证：食不下，心下硬。

（2）干姜证：补充津液。

（3）炙甘草证：固护津液。

十枣汤

【原文】 太阳中风，下利呕逆（注表解者，乃可攻之。经其人絷絷汗出，发作有时，头痛，心下痞硬满，引胁下痛，干呕短气，汗出不恶寒者（此表解里未和也），十枣汤主之。（152）

十枣汤方

芫花（熬） 甘遂 大戟

上三味等份，各别捣为散，以水一升半，先煮大枣肥者十枚，取八合，去滓，内药末注强人服一钱匕。羸人者服半钱。经温服之（平旦服）。若下少，病不除者，明日更服（加半钱）。得快下利后，糜粥自养。

【解读】 本太阳中风，又出现了下利呕逆，而且条文直接说了：表解了，才能攻下，所以要先把表证解决掉！至于用什么方解表，我觉得葛根芩连汤是有机会的，葛根解外，葛根芩连汤治疗外证未解而下利是可以的。

外证解了，才可以攻下，条文中的"絷絷汗出，发作有时"，已经不是表证了，有承气汤类似的阳明病里证的感觉了。特别强调了"汗出不恶寒者"，这是阳明病的表现，不恶寒就排除了外证。

"心下痞硬满""头痛"这些都是阳明病的表现。

"引胁下痛"，提示水热互结了。

"干呕短气"，就是胃不和的一个表现。出现了干呕短气，而且汗出不恶寒，这是排除了外证的一个胃不和的表现。这个干呕是胃不和的表现，不是上解的干呕。

总体而言，"心下痞硬满，引胁下痛"，汗出还不恶寒，这些都是阳明的表现，这是有水热互结的表现。这个水热互结，是我自己的理解。

像这种情况，就需要峻下的逐水剂了。十枣汤就是峻下逐水剂，甘遂、大戟、芫花这些都是峻下逐水药，逐水很厉害、很迅猛，剂量也是很小的。承气汤根本就解决不了这个水热互结，这不是大黄、芒硝能够解决的，必须要用甘遂、大戟、芫花。

临床上，因为特殊原因，十枣汤我用得很少，所以我只是把条文的意义解读一下。十枣汤这一条，我们简单学习到这里。

大黄黄连泻心汤

【原文】 太阳病，医发汗，遂发热恶寒，因复下之，心下痞㊟表里但虚，阴阳气并竭（无阳则阴独）。经复加烧针，因胸烦㊟面色青黄，肤瞤者，难治；今色微黄，手足温者，易愈。（153）

【解读】 第153、154、155、156条，这几条其实是在一个大段里面的，我们还是分段学习。

太阳病，医发汗，估计医生用的是麻黄汤。遂发热恶寒：虽然用了麻黄汤发汗，但还是发热恶寒，这个外证是没有解掉的。医生又错误地用下法，因复下之，出现了心下痞。不但外证未解，反而成了心下痞。病还是没有解掉，医生再用误治的方法，复加烧针，结果就变成了胸烦（心烦）。

【原文】 经心下痞，按之濡，其脉（关上）浮者，大黄黄连泻心汤主之。（154）

大黄黄连泻心汤方

大黄二两　黄连　黄芩各一两

上三味，以麻沸汤二升，渍之，须臾绞去滓，分温再服。

【解读】 这个“其脉浮者”，添加了“关上”两个字，也许对大家临床摸脉的帮助会大一点。

接着第153条的：用了发汗，用了下法，然后用了烧针，出现了胸烦。

这里还出现心下痞（黄连证），按之濡（软的），说明这个心下痞是一个自觉症状。心下痞：按心下不是硬的，就只是一个黄连证，没有人参证。自觉症状：心下痞，按起来是软的（按之濡）。

其脉关上浮者：关脉那里感到脉是浮的。这种情况，就是大黄黄连泻心汤的脉证（关脉独浮）。关脉独浮，大家可以把它想成心下痞的脉，心下痞就是“其脉关上浮”。在临床上，大家可以去多多感知一下。

临床上，大家可以根据病情，多使用大黄黄连泻心汤：自觉心下痞满，或者心下胀，但用手去按压却是软的，摸脉关脉是浮的，这种情况大胆用大黄黄连泻心汤。

附子泻心汤

【原文】 心下痞，而复恶寒汗出者，附子泻心汤主之。（155）

附子泻心汤方

大黄二两　黄连一两　黄芩一两　附子（炮，去皮，破，别煮取汁）二枚

上四味，切三味，以麻沸汤二升，渍之，须臾，绞去滓，内附子汁，分温再服。

【解读】 这条就是说，心下痞，但是又有了恶寒（畏寒怕冷）、汗出，这种情况就用附子泻心汤主之。

这一条有争议，跟第164条有点矛盾。

第164条：伤寒大下后，复发汗，心下痞，恶寒者，不可攻痞，表解乃可攻痞。

第164条就是说应该先解表再攻痞，解表宜桂枝汤，攻痞就宜大黄黄连泻心汤。条文中说得很清楚，情况跟第155条是一样的，也是伤寒，也用了下法大下后，复发汗，然后就出现了心下痞，跟第155条是一样的道理。

第164条说：恶寒的不可攻痞，应该先把表解了，先用桂枝汤解表，然后再用大黄黄连泻心汤来攻痞。

第155条直接就说：心下痞，而复恶寒汗出者，附子泻心汤主之。他就没有说这个并病，先解外再攻里。这一条确实跟后面是有矛盾的，但是，他这样写，你不能说他是错误的。

我们看前面的第68条：发汗，病不解，反恶寒者，虚故也，芍药甘草附子汤主之。

我们从第68条反过来看，在仲景的条文里面，是不是附子可以治疗恶寒？"虚故也，芍药甘草附子汤主之"。所以第155条的"心下痞，而复恶寒

汗出者，附子泻心汤主之"提示大家：附子有恶寒的药证。第155条跟第164条的内容，虽然说有矛盾，但是肯定也有他的道理，道理的来源是前面的第68条。

从这里我们来反推：附子就有恶寒的药证，这个我们也是从条文上比对而来的。

【药证提示】 附子证：恶寒。

五苓散

【原文】（本以下之故）心下痞，与泻心汤。痞不解，其人渴而口燥烦，小便不利者，五苓散主之 ㊟ 一方云，忍之一日乃愈。（156）

【解读】 本身心下痞，就用泻心汤治疗。用了泻心汤，痞还是没有解，反而出现了口渴、口燥。其人渴，还口燥烦，这个口燥烦要把它分开理解。口燥，口很干燥，还烦，又有小便不利，这种情况用五苓散可以解掉。

在第153、154、155、156条下面，有几个经方的汤药列在这里。

首先是大黄黄连泻心汤：大黄二两，黄连、黄芩各一两。

宋本《伤寒论》中，大黄黄连泻心汤是没有黄芩的，我在临床上是不用黄芩的，如果有了黄芩，就是金匮泻心汤了。这只能代表我的个人观点，我认为应该只有大黄和黄连才是正确的。有黄连，直接就是心下痞（不是心下硬），心下痞是黄连证。

附子泻心汤：大黄二两，黄连一两，黄芩一两，炮附子二枚（炮，去皮，破，别煮取汁）。（注：宋本中附子为一枚。）

我们刚才已经讲了，从第68条条文来看，附子有恶寒的药证，黄连有心下痞的药证。

五苓散的药证，我们已经解读过，就不重复了，其整体方证有除烦的作用。渴：猪苓、泽泻都可以止渴；猪苓本就可以除烦；小便不利：茯苓证、白术证都可以。从整体看，方证有除烦的作用，有人心情不好，喝了五苓散，心情就会好一点，食欲也会好一点。临床上符合方证的时候可以用一下，有很多患者服用之后，脾气不好的都变好了。

顺便延伸一下大黄黄连泻心汤，我们知道黄连有心下痞的药证，大黄有大便难的药证，临床上，遇到排便不爽利的情况，可以使用大黄黄连泻心汤。即使有点便溏，或者大便排不干净都可以用，用了一样会好转的。当然，如果有腹胀，排便不爽肯定就要用小承气汤，就不要用大黄黄连泻心汤了。

【药证提示】

（1）黄连证：心下痞。

（2）猪苓证：除烦。

（3）附子证：恶寒。

生姜泻心汤

【原文】 伤寒汗出解之后，胃中不和，心下痞硬，干噫食臭，胁下有水气，腹中雷鸣，下利者，生姜泻心汤主之。（157）

生姜泻心汤方

生姜（切）四两　甘草（炙）三两　人参三两　干姜一两　黄芩三两　半夏（洗）半升　黄连一两　大枣（擘）十二枚

上八味，以水一斗，煮取六升，去滓，再煎取三升，温服一升，日三服。

【解读】 前面说了半夏泻心汤，接下来说的是生姜泻心汤。这一条就是说伤寒汗出解了之后，出现了胃中不和。这个"胃中不和"，指的是肠道不和，胃是指肠道。

心下痞硬：这个心下指的就是胃。胃不但痞，而且还硬。痞是黄连证，硬是人参证。

干噫食臭：生姜证。

胁下有水气，腹中雷鸣：这个腹中雷鸣就是半夏证。遇到腹中雷鸣，屁多，放屁连连的患者，我经常都会选择带有半夏的经方。临床上大家要多去应用，比如厚朴生姜半夏甘草人参汤可以治疗放屁连连的情况，生姜泻心汤、半夏泻心汤、甘草泻心汤都可以治疗这个放屁连连、腹中雷鸣的病症。

下利者：这个下利不是"下利数十行"，是比便溏稍微厉害一点点，一天两三次的下利。

上述这种情况就用生姜泻心汤。

生姜泻心汤的组成：生姜四两，量很大。对于干呕、出气很臭（消化不好的食臭、口臭）这些症状，生姜用量大效果很好。

人参证，就是心下硬。

半夏证，就是腹中雷鸣（肠鸣）。如附子粳米汤里面也有半夏，附子粳米汤证也是腹中雷鸣。所以肠鸣是半夏非常可靠的一个药证。大家尽管使用，不会错。

黄连证，就是心下痞。心下痞硬就是黄连加上人参的药证。

干姜：在这里干姜对"干噫"也有一些治疗作用。延伸一下这个干姜：喜欢流口水就是干姜证，如人参汤喜唾；还有肠道津液匮乏所致的便秘，就是两三天一次大便，但大便不是很干的情况，干姜可以生津，肠道有津液大便就正常了，所以便秘是有用到干姜的。

津液匮乏的这种便秘，产生了人体自我调节，你缺水，他就给你省着来，两三天才解一次大便，但是大便却不干，而且解便也没有什么痛苦，这种情况就多想到带干姜的经方。

【药证提示】

（1）半夏证：①腹中雷鸣（如附子粳米汤）；②屁多。

（2）生姜证：①呕；②出气臭（干噫食臭、口臭）。

（3）干姜证：①喜欢流口水（如人参汤）；②津液匮乏的便秘（干姜可生津液）；③干呕。

（4）人参证：心下硬。

（5）黄连证：心下痞。

（6）黄连＋人参证：心下痞硬。

甘草泻心汤

【原文】 伤寒中风，医反下之，其人下利日数十行，谷不化，腹中雷鸣，心下痞硬而满，干呕，心烦不得安，医见心下痞，谓病不尽，复下之，其痞益甚（此非结热）注但以胃中虚，客气上逆，故使硬也。

经甘草泻心汤主之。（158）

甘草泻心汤方

甘草（炙）四两　黄芩三两　干姜三两　半夏（洗）半升　大枣（擘）十二枚
黄连一两

上六味，以水一斗，煮取六升，去滓，再煎取三升，温服一升，日三服注附子泻心汤，本云加附子。半夏泻心汤，甘草泻心汤，同体别名耳。生姜泻心汤，本云理中人参黄芩汤去桂枝、术，加黄连，并泻肝法。

【解读】这一条的重点是下利更厉害了。

这就是说，伤寒中风，误治用了下法，造成这个人下利日数十行（一天拉几十次大便）；还伴有完谷不化（拉不消化的东西）；腹中雷鸣：半夏证很明显；心下痞硬而满：黄连证和人参证很明显；干呕：干姜三两，干姜和半夏都有干呕的药证；心烦不得安：就是津液匮乏了，出现了心烦，药物里面有黄芩，黄芩是可以除烦的，黄芩有心烦的药证。

"医见心下痞，谓病不尽，复下之"，医生看到还有心下痞，他认为这个病还没有除尽，就重复用下法。这个医生真是个庸医，人家已经下利日数十行，他还要"复下之"，用下法，肯定就会出现"痞益甚"，拉得更空虚，心下痞更加厉害，这种情况，就要用甘草泻心汤主之。

这后面有一个注释：但以胃中虚，客气上逆，故使硬也。实际上，这个注释的胃中虚是什么意思？也说不清楚到底是什么。不过，复用下法，肯定津液会大量耗损，这个胃中虚，我觉得是出现了津液很虚的情况。这个胃中虚，如果理解成津液很匮乏还行，所以用了炙甘草四两。因为下利日数十行，纯粹就是一个抗病过激现象，下利不止了，是不得了的，所以大剂量炙甘草固护津液，先把它关住，不再让津液流失了，这里的炙甘草四两就是这个作用。当然炙甘草还可以益气，这个人已经没有精神了，使用大剂量炙甘草，也不会错。

这里的黄芩证，对应的就是心烦。

甘草泻心汤中干姜用了三两，生姜泻心汤中干姜才一两，三两干姜就是大量地补津液了。津液流失太多，一边用炙甘草固护津液，一边用大量干姜来生津液。

半夏证：一个是腹中雷鸣，还有一个就是呕。

黄连：治疗心下痞。

还有一点，《伤寒论》里的甘草泻心汤没有人参，《金匮要略》里有人参。我们看整个条文所表达的这些症状，应该是有人参的。首先津液大量匮乏，人参是补津液的，这不会错；然后有心下痞硬满，这个痞硬明显有人参证，所以这里面人参是肯定应该有的。这一点我说得有点绝对，反正我认为绝对应该有人参，因为有心下硬，这就是人参证，还有大量津液耗损，这个人参有补津液的作用，这一点，我觉得是比较肯定的。

第157、158两条，一个生姜泻心汤，一个甘草泻心汤，他们下利的程度不同，甘草泻心汤是下利数十行，生姜泻心汤可能只下利几次。二者都有腹中雷鸣，这是他们的共同点。区别在于下利的次数不一样，生姜泻心汤的干噫食臭（口臭、食臭）明显一些。

临床上，如果碰到腹中雷鸣（肠鸣），腹泻只要有多次（只要有两三次以上的腹泻），同时没有腹痛的（第157和158条都没有提到腹痛）这种情况，就可以使用这两个泻心汤，这是重点。有腹中雷鸣，下利多次而无腹痛的情况，再根据侧重点选择生姜泻心汤或甘草泻心汤，这是这两条的重点。在临床上，要多多验证。

【药证提示】

（1）半夏证：①腹中雷鸣；②呕。

（2）黄连证：心下痞。

（3）黄芩证：心烦。

（4）炙甘草证：①大剂量炙甘草固护津液；②益气。

赤石脂禹余粮汤

【原文】 伤寒服汤药，下利不止，心下痞硬。服泻心汤已。复以他药下之，利不止，医以理中与之，利益甚（注）理中者，理中焦，此利在下焦。经赤石脂禹余粮汤主之（注）复不止者，当利其小便。（159）

赤石脂禹余粮汤方

赤石脂（碎）一斤　　太一禹余粮（碎）一斤

上二味，以水六升，煮取二升，去滓，分温三服。

【解读】 这一条，就是说患伤寒服汤药后下利不止。这样看来，可能是医生误用了下法，才会出现下利不止。

不但下利不止，同时还有心下痞硬。心下痞，大家知道心下指的是胃，胃痞，即胃痞满、胀满，这个痞是有胀的。硬是人参证，心下硬不是"心下痞，按之濡"的软的这种，这是硬的。这一条，肯定不是大黄黄连泻心汤证了，是心下痞硬。

服泻心汤已，复以他药下之，利不止：这个"服泻心汤已"，估计应该就是服用了三个泻心汤中的一个，服用的不是大黄黄连泻心汤，为什么呢？

因为心下痞硬，他服用的是半夏泻心汤，或生姜泻心汤、甘草泻心汤等里面带人参的方药，服用这药，心下痞硬、下利不止这些症状就应该好了。估计外证还没有完，他又用了下法。

古代，有些医生老是爱用下法来把津液拖下来，让上面的外证感觉轻一点，所以就"复以他药下之"，造成了利不止。这就不是单纯的下利了，而是下利不停。然后，医生就用理中来给他服用，就是用人参汤、理中丸一类。结果，反而"利益甚"，就是下利更加厉害了。为什么用了理中反而"利益甚"？

我们站在药证的角度来看，理中汤里面有参、姜、术、草，有人参可以治疗心下痞硬；有干姜、白术、甘草，这个干姜就有补充津液的作用。

服了泻心汤之后好了一些，但外证没完全好，医生又用下法，造成下利不止。然后用理中汤也好，理中丸也好，因为里面有干姜，干姜就有生津液的作用，所以就导致下利更加厉害。可能有些医生会想到，理中汤用上去本应大便好，为什么会利益甚？为什么更加严重？为什么我们要将其解释为使用干姜的缘故？

我在临床上，经常用干姜来通便。比如有些患者便秘，他两三天，甚至三四天才拉一次大便，大便不是很干燥，也不是那种燥屎内结，亦不像承气汤证的大便干结，这种情况就是肠道的津液不充足，人体有自我调节作用。

人体很多东西都会有自我调节，就像我们说的太阳病，津液很充沛的时候，人体就想自我解病，他就想从汗解，从上面解出去，但是毛孔闭塞，他就解不了病，所以我们就用带麻黄的方药把毛孔打开，病就好了，就自我解掉了。

同样的道理，当肠道津液相对匮乏的时候，人就会自主调节，处于一种节约水液、津液的状态，他就几天一次大便，但大便反而不是很干结。这种情况我就用甘草干姜汤或者理中汤，都可以帮助他排便。你把干姜的剂量用大一点，很快肠道的津液就有所恢复，他就解除了这种自我保护节约水液的状态，大便就一天一次了，而且速度很快。这里我就延伸性多讲了一点干姜治疗便秘的内容。

接着看条文："医以理中与之，利益甚"，就是说反而下利加重了。当然，后面有一个注释"理中者，理中焦，此利在下焦"，我就不去细细解读了。用理中反而下利得更厉害，仲景直接说赤石脂禹余粮汤主之。

赤石脂禹余粮汤：赤石脂一斤，太一禹余粮也是一斤。这两个都是直接收涩的药，具有涩肠止泻之效。对于下利赤白，赤石脂、禹余粮效果很好，止泻有非常好的效果。

【药证提示】

（1）赤石脂、禹余粮证：涩肠止泻。

（2）人参证：心下硬。

（3）干姜证：生津液。

旋覆代赭汤

【原文】 伤寒发汗，若吐、若下，解后心下痞硬，噫气不除者，旋覆代赭汤主之。（161）

旋覆代赭汤方

旋覆花三两　人参二两　生姜五两　代赭一两　甘草（炙）三两　半夏（洗）半升　大枣（擘）十二枚

上七味，以水一斗，煮取六升，去滓，再煎取三升。温服一升，日三服。

【解读】 这一条就是说，一个人得了伤寒，用了汗法，然后又用了吐法，还用了下法，外证倒是解掉了，但出现了心下痞硬，就是说胃胀，心下还比较硬，噫气不除，不停地噫气，这种情况就用旋覆代赭汤。

旋覆代赭汤的药物组成：旋覆花三两，人参二两，生姜五两，代赭石一两，炙甘草三两，半夏半升，大枣十二枚。

这里面的药证如下。

旋覆花：除噫气，效果比较确切。

人参：药证是心下硬。

生姜：药证是"干噫食臭"，还有呕。条文可能有隐藏的症状，我们通过药证，可以发掘很多隐藏的症状，比如不但有噫气不除，还有恶心想吐、干噫，还包括除口臭，甚至于我们说的这个食臭。生姜的用量很大（五两），这个患者可能有这些症状。

代赭石：药证主要是气逆，具有降气之效。

炙甘草：炙甘草三两，量也比较大，在这里主要是少气（益气）的这个药证。

半夏：药证是呕吐、呕逆。

这个旋覆代赭汤，在临床上的使用频率很高。一个是我们说的中虚气逆，比较少气的嗳气，效果是可以的；还有就是呃逆属于中虚气逆的状况，效果也是蛮不错的。

倪海厦先生，他不是用旋覆代赭汤，他直接用旋覆花和代赭石，治疗胃酸多、反酸，他觉得效果非常好。

在临床上，我治疗胃酸多（反酸）、嗳气这种情况，并没有单独用旋覆花、代赭石这样来治疗，我一般还是要根据方证，比如说反酸，伴有干噫食臭的这种情况，证属寒热错杂的，我一般用生姜泻心汤。反流性胃炎符合生姜泻心汤方证的时候，我用生姜泻心汤的频率比较高。

比较口渴，甚至有点头昏，水饮比较重的这种反流性胃炎，胃酸很多、反酸的情况，我用茯苓泽泻汤的机会很多。

另外，有些很明显以久寒为表现的，也有心下痞硬，有点呕吐或有点头痛，符合久寒的方证，就是人们常说的肝胃虚寒、浊阴上逆这种状况。我有时候用病机来解释一下，也是为了方便有些喜欢研究病机的老师。其实就是内有久寒，症见心下痞硬，恶心呕吐，有点头痛，也经常食冷就不舒服，这种反酸，我用吴茱萸汤见效很快，效果也很好。

刚才我说的治疗反酸常用的几个经方：生姜泻心汤、茯苓泽泻汤，还有吴茱萸汤。这里面，反酸有个共同的情况，我认为跟生姜是有关系的。这个生姜的嗳腐吞酸、干噫食臭的药证是非常明确的。大家在临床上可以都去验证一下。不要说生姜泻心汤了，你看茯苓泽泻汤里面的生姜用了多少？四两，这个剂量是很大的。旋覆代赭汤的生姜剂量也很大，用了五两生姜，所以生姜对干噫食臭、反酸是有一定的治疗作用的，大家在临床上可以多多去验证一下。

【药证提示】

（1）旋覆花证：噫气（气逆）。

（2）人参证：心下硬。

（3）半夏证：呕吐、呕逆。

（4）生姜证：①干噫食臭、口臭；②呕。

（5）炙甘草证：少气（益气）。

桂枝人参汤

【原文】 太阳病，外证未除，而数下之，遂协热而利，下不止，心下痞硬，表里不解者，桂枝人参汤主之。（163）

桂枝人参汤方

桂枝（别切）四两　甘草（炙）四两　白术三两　人参三两　干姜三两

上五味，以水九升，先煮四味，取五升，内桂，更煮取三升，去滓，温服一升〔注〕日再，夜一服。

【解读】 太阳病，外证未除。关于这个外证，可以包括太阳病（表证），外证也包括了小柴胡汤证，小柴胡汤也可以解外，条文说得很明确。

这一条就是说太阳病，外证还没有除掉，然后用了数次下法（数下之），所以协热而利。这个协热而利，一个是他表证未解，用了下法，夹着外邪造成的下利，这是一种理解方法；还有古代"协热而利"的"协"，跟"胁"是通假字，是相通的，有可能是小柴胡汤证未解的胸胁下面的不适，即胁热而利，这种可能也是有的。

外证未解，用了几次下法，就造成了下利，而且是下利不止。这就很厉害，不停地下利。这就像我们临床上遇到的抗病过激现象一样，这种情况，就要考虑用大剂量炙甘草固护津液。

心下痞硬：人参证，就很明确了。

表里不解：这个"表"，我们刚才说了，有可能是太阳病的表证，也有可能是小柴胡汤的外证，就是外证未除。这里明确说的是"表"，应该不是小柴胡汤证的外证，应该属于桂枝证。

那么"表里不解"的"里"，因为有大剂量的炙甘草，还有心下痞硬的人参证，这里应该就指的是里证。这就是说，他有里证的人参汤证（理中汤证）。

表里都不解，这种情况怎么处理？仲景直接在人参汤里面加上桂枝，就成了桂枝人参汤。

桂枝人参汤的组成：桂枝四两，剂量不小，而且没有芍药。单纯的桂枝四两，量就比较大了，这纯粹是为了解外证。

炙甘草四两，这是为了固护津液、止利，这个药证在这里是很明确的，防止大量的水分丢失。

白术三两，人参三两：因为这一条里面有"心下痞硬"，关于这个"痞"，在半夏泻心汤证里面，痞是黄连证，硬是人参证，而这一条里面没有黄连，说明白术有治疗心下痞的作用。桂枝、炙甘草是没有这个作用的，而人参是治疗心下硬满的，那么"心下痞硬"在这里就是白术和人参共同的药证。

白术证就是心下痞、胃胀，这是非常明确的。当然白术还有其他药证，大家都知道，前面学习的，比如白术跟茯苓一起治头昏，白术还有个药证是"肿"，在这里的药证是心下痞。我为什么说白术证有"心下痞"？

因为在条文里面，心下痞硬对应的只有白术这个药证。还有就是五苓散，它也可以治疗心下痞，五苓散里面也有白术。所以说白术可以治疗心下痞、心下胀，大家可以在临床上验证，我经常验证，效果蛮好的。五苓散治疗"心下痞"和桂枝人参汤治疗"心下痞"，它们的共同药证就是白术（白术证：解心下痞）。

桂枝人参汤中还有干姜三两，这个剂量也很大。三两干姜，明显就是为了治疗下利不止。下利不止，则津液丢失了很多，用大量的炙甘草固护津液，止利止泻；干姜三两，用来恢复津液、补充津液，这个药证是非常明确的。

【药证提示】

（1）人参证：心下硬（硬满）。

（2）白术证：①心下痞、心下胀，如五苓散、桂枝人参汤中的白术；②肿。

（3）炙甘草证：固护津液（防止水分丢失）。

（4）干姜证：补充津液。

（5）白术、茯苓证：头昏。

（6）白术、人参证：心下痞硬。

（7）黄连、人参证：心下痞硬。

附子泻心汤，芍药甘草附子汤

【原文】 伤寒大下后，复发汗，心下痞，恶寒者^{（表未解也）}，不可攻痞，当先解表，表解乃可攻痞^{注 解表宜桂枝人参汤，攻痞宜大黄黄连泻心汤}。（164）

【解读】 康平本《伤寒论》中是"解表宜桂枝人参汤"，宋本是"解表以桂枝汤"，这里桂枝汤应该更合适一些，因为解表不会用桂枝人参汤，估计是传抄错误。

这一条，我们在学习第155条的时候说过，这两条是矛盾的，为什么呢？

因为伤寒用了下法，大下后又用汗法，出现了心下痞、恶寒者，这在第155条直接用附子泻心汤。这一条跟第155条就是矛盾的，这里说不可攻痞，要先解表后攻痞。第155条直接说：心下痞，而复恶寒汗出者，附子泻心汤主之。

我本人还是赞成第155条，直接用附子泻心汤。当时我也讲了原因。

你看第68条：发汗，病不解，反恶寒者，虚故也，芍药甘草附子汤主之。

我们讲过这条，认为使用附子是因为"虚故也"，附子有恶寒这个药证。第68条讲得很明确，附子对"发汗，病不解，反恶寒者"的药证是非常明显的。所以说与第164条同样的情况，第155条中直接用附子泻心汤就可以搞定，这里（第164条）却要先用桂枝汤来解外，然后再用大黄黄连泻心汤来攻痞，跟第155条对比，就感觉没有那么干净利索。

还有，按照第164条的叙述，先解表后攻痞，这里解表用桂枝汤，也不是很好的选择。因为发汗过后，心下痞、复恶寒的这种情况，即使解外，用芍药甘草附子汤直接解外也比桂枝汤好。我们前面就说过，芍药甘草附子汤是可以解外的，这里就不重复啰唆了。

第164条与第155条出现了矛盾，所以补充讲解了一点。至于临床上，如果大家一定要把它分开来治疗，也可以去试。不过我觉得，第155条直截了当地用附子泻心汤，这样蛮不错的。

【药证提示】 附子证：恶寒。

大柴胡汤

【原文】 伤寒发热，汗出不解，心中痞硬，呕吐而下利者，□□□□主之（宋本：大柴胡汤主之）。（165）

【解读】 这一条，就是说伤寒发热，汗出了却病不解，心中痞硬。这个"心中痞硬"的提法不太对，估计是传抄错误，改为"心下痞硬"比较恰当一点。因为通篇《伤寒论》都没有"心中痞硬"，都是"心下痞硬"。我们学习的时候不要太死板，可以把它改成"心下痞硬"。然后"呕吐而下利者"，用什么方这里没有写出来。

宋本《伤寒论》在这里说的是"大柴胡汤主之"。大柴胡汤主之，我觉得不是很合适，为什么呢？

因为有"心下痞硬"，大柴胡汤里没有解除"心下痞硬"这个药证的药物。我觉得，这个伤寒发热，汗出不解，心下痞硬，呕吐又下利的情况，生姜泻心汤非常对证。对于呕吐，我们特别强调过生姜泻心汤里有大量的生姜；

对于下利，生姜泻心汤也有下利的这个药证；而且心下痞硬，生姜泻心汤里面是有人参的，痞硬也可以解。当然我都是在这里猜测。

临床上，如果碰到外证不解、汗出不解，然后有心下痞硬、呕吐、下利的情况，我肯定会毫不犹豫地用生姜泻心汤。这一点大家可以去验证。这种情况，你用大柴胡汤能不能解掉心下痞硬？我是持怀疑态度的。但生姜泻心汤是可以解掉心下痞硬的，而且呕吐和下利也可以解掉，大家在临床上可以多验证。

【药证提示】 人参证：心下硬。

白虎加人参汤

【原文】 伤寒，若吐，若下后，七八日不解㊟热结在里。经表里俱热，时时恶风，大渴，舌上干燥而烦，欲饮水数升者，白虎加人参汤主之。（168）

白虎加人参汤方

知母六两　石膏（碎）一斤　甘草（炙）二两　人参二两　粳米六合

上五味，以水一斗，煮米熟汤成，去滓，温服一升，日三服㊟此方，立夏后立秋前乃可服，立秋后不可服。正月、二月、三月尚凛冷，亦不可与服之，与之则呕利而腹痛，○诸亡血虚家亦不可与，得之则腹痛下利者，但可温之，当愈。

【解读】 这个条文非常重要，里面的药证也是非常重要的。

这就是说伤寒，用了吐法，又用了下法，七八天了都还没有解掉。

表里俱热，时时恶风，大渴：这是一片阳明病表现，表里俱热，还有大渴，就是非常口渴，不是一般的渴。

舌上干燥而烦：这很重要，舌头感觉很干燥，舌燥而烦，而且还比较烦（心烦）。

欲饮水数升者：这不是喝一点点水就可以解决掉的，想要喝很多水。

上述这种情况就用白虎加人参汤。

这里就引出了一个药证——舌上干燥而烦，就是知母证，就是说舌头很干燥的感觉，还有心烦。从这一条中我们学习到知母的这个药证，就是舌上干燥，而且知母也可以除烦，临床上其实知母还可以通便，通便之后，他也就没有腹满，就不烦了。

提到知母的药证（舌上干燥而烦），我顺便延伸一下。失眠患者现在很多，我们有很多治疗失眠的经方，如柴胡加龙骨牡蛎汤、黄连阿胶汤、酸枣仁汤、栀子豉汤等。特别强调一下酸枣仁汤，只看条文，很多都有虚烦，栀子豉汤也有虚烦，怎么去准确地运用酸枣仁汤？

如果一个患者失眠，也很烦，这个虚烦是有的，但同时你问他，他表现出有舌燥（舌头干燥的感觉），而且很烦，这种情况用酸枣仁汤，一用一个准。酸枣仁汤最好的抓手就是舌燥而烦，睡眠不好。因为里面还有川芎，有些还有一点头痛，这些症状用酸枣仁汤，一用一个准，见效很快。这里延伸讲了一下跟本条无关的内容。

石膏一斤：石膏有止渴的药证。但是渴欲饮水数升的情况，就不是单纯用石膏可以搞定的了，这就要用人参了。人参二两：人参是补津液非常好的一个药，有生津液的药证。经过临床验证，人参生津液的效果确实很好。单纯用白虎汤和白虎加人参汤治疗"大烦渴不解，欲饮水数升"的效果作比较，确实加了人参疗效完全不一样，这是经过临床验证的。

白虎加人参汤里有粳米六合，粳米是补充津液的，就是人们常说的养胃气，养胃气其实也是补充胃的津液。补阳明津液，用粳米非常好。如桃花汤里面，有粳米补阳明的津液，津液不够就以血来补，所以就拉血了，方中还有干姜补少阳的津液。桃花汤中，一个是粳米补阳明津液，一个是干姜补少阳津液，在这里顺便就了解一下粳米的药证——补阳明的津液。

【药证提示】

（1）石膏证：渴（止渴）。

（2）知母证：①舌燥烦（舌上干燥，烦）；②通便。

（3）人参证：生津液，如大渴饮水不解。

（4）干姜证：补少阳津液，如桃花汤中干姜补少阳津液。

（5）粳米证：补阳明津液，如桃花汤中粳米补阳明津液。

【原文】伤寒无大热，口燥渴，心烦，背微恶寒者，白虎加人参汤主之。（169）

【解读】 这一条中，有很重要的一句话："伤寒无大热"，可以理解为没有大汗。"热"理解为汗，就是没有大汗出，或者理解为发热、大热也行。

背还微恶寒，这一条很重要，提示我们：很多人认为在用白虎加人参汤时，一定要脉洪大，一片热象，实际上不一定。这个"背微恶寒"就是怕冷的表现，背冷，手足也可以冷。

你看第219条：三阳合病，腹满身重，难以转侧，口不仁，面垢，谵语，遗尿。发汗谵语，下之则额上生汗，手足逆冷，若自汗出者，白虎汤主之。

你看这条，是不是颠覆了很多人的想法，很多人认为一定要有热象，这里明确说手足逆冷，所以用白虎汤一类的方，不管是热的或是冷的，只要符合它的重点指征即可。口燥渴、心烦、舌上干燥，这才是白虎汤或者白虎加人参汤的重点指征，知母证有口燥、舌燥，知母对心烦有特殊药证。

我们学习条文的时候，横向比较一下，你就能够看出来，临床上真正运用的时候，不是凭我们想象的一定是阳明大热，才采用白虎汤或白虎加人参汤。只要符合"舌上干燥而烦""欲饮水数升"，或"口燥渴、心烦"这些指征，都可以用白虎加人参汤。

【药证提示】 知母证：①口燥；②心烦。

【原文】 伤寒脉浮，发热无汗 注其表不解者，不可与白虎汤，经渴欲饮水，无表证者，白虎加人参汤主之。（170）

【解读】 你看这一条，他又是"渴欲饮水"很明显的情况，当然没有说"舌上干燥而烦"，他不必每一条都重复把所有症状罗列出来。反正只要有"口渴舌燥"，我们用白虎加人参汤，就不会错。你看第168条、169条、170条，这三条都有"渴欲饮水"，所以说渴欲饮水，又烦，这就是白虎加人参汤证最主要的抓手和指征。

黄芩汤，黄芩加半夏生姜汤

【原文】 太阳与少阳合病，自下利者，与黄芩汤；若呕者，黄芩加半夏生姜汤主之。（172）

黄芩汤方

黄芩三两　　芍药二两　　甘草（炙）二两　　大枣（擘）十二枚

上四味，以水一斗，煮取三升，去滓，温服一升 注 日再，夜一服。

黄芩加半夏生姜汤方

黄芩三两　　芍药二两　　甘草（炙）二两　　大枣（擘）十二枚　　半夏（洗）半升

生姜（切）一两半

上六味，以水一斗，煮取三升，去滓，温服一升 注 日再，夜一服。

【解读】　这一条是太阳和少阳合病，他是一个合病，合病解一经就行了，我认为他取的是少阳经。太阳与少阳合病，下利，直接用黄芩汤；出现了呕吐，加半夏和生姜，就是黄芩加半夏生姜汤。

黄芩汤的组成：黄芩三两，芍药二两，炙甘草二两，大枣十二枚。

从黄芩三两来看，用在太阳少阳合病的下利，这个人应该手足心是发热的，至少手必须是发热的。如果足不发热，足有点冷，那么手必须热，因为这是典型的表现，上热下寒的比较多。这里黄芩用到了三两，手心应该是热的。

芍药用了二两，因为没有桂枝，那么芍药止腹痛的药证也很明显。

在没有桂枝的情况下，芍药二两都有治腹痛的作用，所以黄芩汤治疗太阳少阳合病的这种腹泻（下利），是会有腹痛的，虽然条文没有写。

临床上，患者有点腹痛、下利，手心是热的，黄芩汤一用一个准。对于发热的患者，只要有手比较烫、脸比较红（面红）、不怕冷，前提是不怕冷的这种发热，用黄芩汤效果蛮不错的。

我前几天也给一个患儿用了黄芩汤，这个小孩发热，服用布洛芬混悬液之后，热退下来了，很快又发热了。患儿脸红彤彤的，手心发烫，一点也不怕冷，这种情况，我直接用了黄芩汤，治疗效果也很好。

遇到小孩子发热，脸很烫，手也很烫，脸红，有黄芩汤使用指征的这种发热，如果出现了怕冷，可不可以用黄芩汤？

伴有怕冷，其实就可以用黄芩加半夏生姜汤。为什么呢？因为加了生姜在里面，他怕冷发热，生姜可以解外，生姜是可以发汗的，这种情况也可以用。不过，在临床上，怕冷又发热的情况，我们用桂枝汤、葛根汤这些肯定更好一点，就没必要去用黄芩汤或者黄芩加半夏生姜汤，这些都是延伸内容。

黄芩加半夏生姜汤，就是黄芩汤加了半夏半升和生姜一两半，很明显是因为"若呕者"，半夏和生姜有呕吐的药证，这个大家都已经非常熟悉了。

第172条，我就适当地延伸了一点，讲了关于小孩子发热，用黄芩汤的时候，前提一定是脸很烫、发红，手很烫（手心烫），不怕冷，这种情况下我们可以用黄芩汤。

【药证提示】 芍药证：腹痛。无桂枝的情况下，芍药二两以上就有治疗腹痛的作用。

黄连汤

【原文】 伤寒胸中有热，胃中有邪气，腹中痛，欲呕吐者，黄连汤主之。（173）

黄连汤方

黄连三两　甘草（炙）三两　干姜三两　桂枝（去皮）三两　人参二两　半夏（洗）半升　大枣（擘）十二枚

上七味，以水一斗，煮取六升，去滓，温服（注）昼三夜二（昼三夜二，疑非仲景法）。

【解读】 这条非常重要，黄连汤的方证在临床上使用非常广泛。首先从条文开始。

伤寒，胸中有热：胸中的位置，就在心窝附近。有热：这里是因为有疼痛，就有一点微汗的感觉，这个热指的是"汗出"，不是说胸里面是热的，不是这个意思。为什么说"胸中有热"的"热"是"有汗出"的意思？

古代说热，感觉出汗就是"热"，说"寒"就是下利，腹泻就说是寒，这是第一。第二，从药证上推断，黄连汤里有桂枝，桂枝就是治疗汗出的。其实我们从药证可以推断条文，从条文可以推断出药证。

胃中有邪气：胃中，不是解剖意义上说的胃（不是心下这个胃），这里说的是我们的肠道。"胃中有燥屎""胃中有邪气"，张仲景说的"胃中""胃"都指的是肠道。这就是说，伤寒，胸口那里有点汗出（微微出汗），肠道里面是有邪气的，为什么肠道有邪气？待会儿细讲。

腹中痛：这个位置就很准确了，就是腹部，腹中痛。

欲呕吐者：他却想呕吐。从常理上来说，腹痛一般想拉稀，是泻下，但患者腹中痛却不拉稀（不泻下，不下利），反而想呕吐。

也就是说，我们觉得腹中痛（腹痛）就会去拉大便，从下解掉，但是他反而想从上面解，想呕吐，那么就是下面不通的意思。这种情况用什么？就用黄连汤。

我们来看黄连汤的药物组成：黄连三两（半夏泻心汤中黄连是一两），炙甘草三两，干姜三两，桂枝三两，人参二两，半夏半升，大枣十二枚。

黄连汤和三个泻心汤（半夏泻心汤、生姜泻心汤、甘草泻心汤）的药物组成中，黄连汤是没有黄芩的，三个泻心汤是有黄芩的。黄连汤加了一个桂枝，因为胸中有热，就加了桂枝在里面。还有一点，黄连汤的黄连量很大，是三两（三个泻心汤中的黄连只有一两），那么黄连用到三两，我们这里就推出药证，就是黄连有止痛的作用，可以治疗腹中痛。

另外，条文隐藏了一些症状没有表达出来，我们可以通过药证推断。其实这位患者不单有腹痛，他还有心下痛，就是我们说的胃痛。临床上，我使用黄连汤的频率非常高。自觉胃痛，按压胃也会痛，这也是黄连汤的使用指征。根据药证推断，里面有半夏，所以说他有欲呕吐，呕吐是半夏的药证。

学习条文的时候，要仔细斟酌。你看他有写到腹中痛，又想呕吐，但没有提到下利。正常应该腹痛就下利，从下面就解掉了。人体都有自我解病的功能。重用黄连三两，其实是相当于帮助下解，全力下解。因为重用三两黄连，就会出现下利。我们人为地制造下利这样一个解病的趋势，所以用三两黄连。服用三两黄连绝对会腹泻，这是肯定的。重用黄连就是为了下利，不从上解而从下解。

呕吐属于人体想上解的趋势，黄连重用的目的就是为了人工制造一个下利，帮助顺应机体达到下解的趋势。

我们讲到黄连汤，顺便再把它和三个泻心汤的大致区别说一下。

黄连汤：有胃痛、腹痛，同时又想呕吐，胸中这里有一点点汗出，这种情况我们就用黄连汤，这是非常标准的抓手。

半夏泻心汤：主要是心下痞满，有点便溏，不会拉得很厉害，不是下利不止。

生姜泻心汤：主要是嗳腐吞酸，恶心呕吐也是非常明显的，因为重用了生姜。同时生姜泻心汤的下利比半夏泻心汤的下利要厉害一些，一天下利数次。

临床上，生姜泻心汤用于胃食管反流、反流性胃炎的频率很高，因为嗳腐吞酸就有反酸的表现。临床上，寒热错杂的厥阴病，我们使用生姜泻心汤来治疗胃食管反流，效果很好。

甘草泻心汤：首先是下利不止（下利数十行），这就是抗病过激了，下利很厉害，所以炙甘草用量很大，用以固护津液。同时甘草泻心汤还用于狐惑病，如治疗慢性口腔溃疡、白塞综合征，使用频率比较高。

三个泻心汤，还有一个非常重要的抓手，就是心下痞，心下是不痛的，没有胃痛（心下痛）的表现。

三个泻心汤，因为有黄芩，手足都是比较温的，或者足冷，但手心或手是不冷的，这很重要。手比较温，或者手足都比较温，这是黄芩证的一个抓手。

三个泻心汤证都有腹中雷鸣，因为有半夏证，黄连汤证也有腹中雷鸣（黄连汤不拉肚子，反而想呕），它们的共同之处就是有腹中雷鸣。

第173条的黄连汤证，以前讲过多次，我们都会重复一点，因为临床上胃肠疾病用黄连汤的概率非常高，而且效果很好。如果对证基本上一天就能看到效果，一剂药就能见效，大家在临床上多去验证。

补充讲解一点黄连汤的药证。

黄连三两：那一定有胃痛或腹痛，这很重要。

人参二两：这位患者食后有"心下痞硬"的表现，还有吃饭之后容易胃胀。黄连量很大，患者应该饥饿感比较强。临床上很多患者饿得很快，老是觉得饥饿，但是吃东西吃一点就感觉饱了，又吃不了多少。

黄连和人参：黄连证是易饥，人参证是不欲食、食后胃胀，那么黄连加人参证，就是饥不欲食了。

很多黄连汤证的患者，饿得快又吃不了多少东西，或者饿得很快又不想吃东西，这就是黄连和人参搭配的药证，就是饥不欲食。我们后面学习到乌梅丸的时候，它也是桂枝干姜、黄连人参的结构，它的药证就有饥不欲食。

这一点在临床上也是我们的使用指征。所以条文里面隐藏的一些症状，大家通过药证是可以去补充的，在临床上使用的时候就多了很多抓手。

【药证提示】

（1）半夏证：呕吐。

（2）黄芩证：手足温或足冷手温。

（3）黄连证：①胃痛（胃压痛）或腹痛；②重用黄连致下利而从下解；③易饥（饿得快）。

（4）人参证：不欲食或食后胃胀。

（5）黄连+人参证：饥不欲食（黄连易饥，人参不欲食、食后胃胀）。临床上，饿得快又吃不了多少东西，或者饿得很快又不想吃东西，这是黄连人参证（饥不欲食）。

桂枝附子汤，去桂加白术汤

【原文】 伤寒八九日，风湿相搏，身体疼烦，不能自转侧，不呕，不渴，脉浮虚而涩者，桂枝附子汤主之。

若其人大便硬（脐下心下硬），小便不利者，去桂加白术汤主之。（174）

桂枝附子汤方

桂枝（去皮）四两　附子（炮，去皮，破）三枚　生姜（切）三两　大枣（擘）十二枚　甘草（炙）二两

上五味，以水六升，煮取二升，去滓，分温三服。

去桂加白术汤方

附子（炮，去皮，破）三枚　白术四两　生姜（切）三两　甘草（炙）二两　大枣（擘）十二枚

上五味，以水六升，煮取二升，去滓，分温三服。

【解读】 这一条涉及两个带附子的经方：一个是桂枝附子汤，一个是桂枝附子汤去桂加白术汤。

我们先看条文，伤寒八九日，就是说伤寒已经八九天了，疾病应该是有传变了。

风湿相搏，出现了身体的疼烦，不是有一点疼，是非常疼，而且很烦躁。

不能自转侧，就是说动一下就痛得很厉害，古代的语言都是非常形象的，这个不能自转侧是说明疼痛的程度。为什么要提到"不能自转侧"？就是说身体不是一般的疼，是非常疼，转侧一下都痛得很厉害，根本就不能自转侧。

接下来是不呕不渴，不呕指的是无少阳病，不渴指的是无阳明病。仲景的文字非常简洁。

因为伤寒已经八九天了，就要传少阳或者传阳明了，但这个患者不呕，说明他没有少阳证，不渴说明无阳明病。

脉浮虚而涩者，这时脉象还是属于浮的状态，但是很虚，脉涩是指津液有损伤（相对不足），所以说桂枝附子汤里面有生姜、大枣、炙甘草，这时津液是比较亏虚的。如果津液充足，像麻黄汤里面，就不会用生姜、大枣。麻黄汤本身就是津液太充沛，毛孔关闭了，要打开毛孔把津液排出去。但是桂枝附子汤是脉浮虚而涩，说明津液是有损伤的，这种情况仲景就告诉大家，用桂枝附子汤。

桂枝附子汤的药物组成，跟桂枝去芍药加附子汤的药物组成是相同的，但是剂量不一样。桂枝附子汤中桂枝用量是四两，而桂枝去芍药加附子汤中桂枝是三两。

桂枝附子汤里面，桂枝证应该是很明确的，比如胸闷心慌或者汗出这些应该是有的，但条文里没有写，我们可以通过这个药证去推断，因为仲景的条文很多都有隐藏的内容。

附子三枚，在仲景的经方里面用量是属于大的了。桂枝去芍药加附子汤中附子用量是一枚，桂枝附子汤中附子是三枚，多了两枚，所以桂枝去芍药加附子汤证中就没有叙述疼痛，比如身体疼烦，不能自转侧，桂枝去芍药加附子汤就没有提这些。而桂枝附子汤中关于疼痛的描述这么多，充分说明炮附子用到两枚以上（三枚）就有止痛的药证。

生姜、大枣、炙甘草在这里主要就是起到补充津液的作用。

桂枝附子汤的组成也是桂枝去芍药加了附子，但不是桂枝去芍药加附子汤，二者主要是剂量上有明显区别。

接下来这个去桂加白术汤方，说"若其人大便硬，小便不利者，去桂加白术汤主之"，如果这个人大便是硬的、小便是不利的，这种情况则以去桂加白术汤主之。宋本《伤寒论》中是小便自利。这一点我还是赞成这个康平本。因为里面加白术，这个白术是把津液往下拖，大便硬的患者用了生白术，大便会被软化，排便更方便一些。白术把津液往下拉，同时也可以利小便。小便不利，包括尿少或小便黄，都属于小便不利的范畴，一般用茯苓白术效果都很好。这里条文中说小便不利，我是比较倾向于康平本，宋本的小便自利，我认为没有这个小便不利贴切。

小便不利，大便硬的情况，就把桂枝附子汤的桂枝去掉，纯粹下解，加白术，就成了这个去桂加白术汤。

去桂加白术汤，其实跟《金匮要略》中术附汤的结构一样。它的药物组成中，附子还是三枚，因为疼痛很厉害，身体痛烦，不能自转侧，所以附子用到了三枚。如果按照 20g 一枚计算，三枚就是 60g，这是仲景用附子量比较大的了。他是分温三服，其实每一次吃到的附子量就只有 20g。我在临床上用附子其实就用 20g，如果让患者把一天的药一次性服下去，其实就达到了仲景的原量，效果也蛮好的。

白术四两，这个量就比较大，四两白术按照一两 15g 计算，就是 60g 了，说明这个患者不但身体疼痛非常厉害，而且应该有肿、有胀的感觉，而且肿得很厉害。为什么呢？因为白术用到了四两，白术证就是肿。

去桂加白术汤中生姜三两、炙甘草二两、大枣十二枚，这几味药跟桂枝附子汤中是一样的，就是把桂枝去掉了，加上白术四两。

我们从去桂加白术汤的药物组成就可以判断，这种情况下患者应该就没有胸闷了。因为桂枝去了芍药，治疗脉促胸满，"脉促胸满者，桂枝去芍药汤主之"，把桂枝去掉，这个患者应该就没有胸闷了。如果有胸闷，就不能去掉桂枝。还有，汗出应该也比较少了。所以这个去桂加白术汤，和桂枝附子汤肯定是有区别的，去掉桂枝就没有胸闷和汗出。

顺便讲一下术附汤。我在临床上，将术附汤（桂枝附子汤去桂加白术汤）用于痛风用得比较多。

痛风发作时会非常痛，你看后面的条文，"掣［chè］痛不得屈伸，近之则痛剧"，拒按拒压，特别是跖趾关节那里的痛风，动都不能动，碰也不能碰，这种情况下，我们用术附汤（去桂加白术汤），还有甘草附子汤，使用概率很高。

术附汤在汉方里面的应用：日本的龙野一雄，一个比较出名的汉方家，他将术附汤用于治疗头重。有些患者感觉头非常重，好像有几十斤东西压在头上一样，这种情况，他用去桂加白术汤（术附汤）治疗，效果非常好，基本上服一次，这种症状就会消失。因为白术用到了四两，量非常大。大家一定要记住这个药证：一个是小便不利，一个是头昏，还有肿胀得厉害的情况，这就是白术证。

【药证提示】

（1）桂枝证：①胸闷心慌；②汗出。

（2）炮附子证：疼痛（重用止痛）。

（3）白术证：①头昏；②肿胀；③小便不利。

甘草附子汤

【原文】 风湿相搏，骨节疼痛，掣痛不得屈伸，近之则痛剧，汗出短气，小便不利，恶风不欲去衣，或身微肿者，甘草附子汤主之。（175）

甘草附子汤方

甘草二两　附子（炮，去皮，破）二枚　白术二两　桂枝（去皮）四两

上四味，以水六升，煮取三升，去滓，温服一升，日三服 ^注初服得微汗则解，能食，汗出止复烦者，将服五合，恐一升多者，宜服六七合为妙。

【解读】 这一条，在痛风的临床治疗上使用频率非常高，有医生看过我以前的医案，他也在临床上使用，给一个痛风患者用这个甘草附子汤，好像伴有口渴，加了一味石膏，效果非常好。第175条这个甘草附子汤是非常重要的，大家多用点心思去临床验证。

第175条跟174条，前面的内容都一样，都是风湿相搏，骨节疼烦。第175条特别强调了是骨节，即骨关节的位置，所以说与痛风非常接近，是骨节活动的关节部位疼烦，就是非常疼。第174条的桂枝附子汤是身体疼烦，

就是身体的各处都可以非常疼。甘草附子汤说的是"骨节疼痛，掣痛不得屈伸"，这个屈伸不利、非常痛就是附子证。我们前面已经讲过，疼痛和不得屈伸，都是附子证。

"近之则痛剧"，靠近他，或者触摸他，就更加疼痛，这也跟第174条的"不能自转侧"是一样的，都是指动一下就痛得不得了，描述疼痛的程度非常厉害，而且是拒按的，就是拒绝你去接触、去触摸。

汗出短气：这个汗出就是桂枝证了，气短、短气也是桂枝证。

我们一看到这个条文的时候，首先就想到了疼痛的附子证、汗出短气的桂枝证，那么桂枝带附子的，桂枝甘草汤加附子白术，就是甘草附子汤的组成。

接下来，小便不利是白术证，疼痛是附子证，汗出短气是桂枝证，是不是附子、桂枝、白术已经呼之欲出了，加一味甘草，那么就是甘草附子汤。

恶风不欲去衣：恶风，不想去掉外面的衣服，这也是典型的桂枝证。

或身微肿：这个"肿"就是白术证。

上述这种情况，甘草附子汤主之。

这一条，我们解读得非常详细，而且跟第174条横向来一起解读，就是为了让大家更好地理解附子证、白术证，然后在临床上多多运用，为患者减轻痛苦。这些都是立竿见影的方，是非常好的经方。

甘草附子汤的组成：炙甘草二两，附子两枚，这个比桂枝附子汤中的附子要少一枚。两枚以上的附子就具有止痛的作用，就有疼痛的药证。只能说这个甘草附子汤的疼痛程度可能没有桂枝附子汤重，所以使用两枚就够了。

甘草附子汤中白术只有二两，第174条的去桂加白术汤中白术是四两，肯定肿得就更厉害一点。那么这个白术是二两，所以说条文也说得很明显，"或身微肿"，那么这里就没有第174条肿得厉害。

第175条大家多多去品味，这跟痛风症状的描述太贴切了，所以痛风用甘草附子汤的概率也是非常高的。

第174条和175条，就是附子带桂枝的方证，有附子又有桂枝。我们顺便在这里延伸一下，再讲一下附子不带桂枝、带芍药的经方，这样连在一起学习，更加容易掌握带附子的经方，主要是指疼痛厉害的附子方证。比如桂枝去芍药加附子汤，他疼痛不厉害，我们就不拉着一起来鉴别了。

带桂枝又带附子的方：桂枝附子汤，它是没有芍药、有桂枝的，那么就有桂枝证，没有芍药肯定就是桂枝去芍药，那么就有胸闷，有汗出。这个大家详细地去鉴别。桂枝附子汤或者说甘草附子汤，都是有桂枝、有附子，但没有芍药的，可以出现胸闷和汗出。

术附汤（去桂加白术汤）就没有桂枝，又没有芍药，这就应该没有胸闷、没有汗出，但又肿得比较厉害，小便不利，大便比较硬，这就是术附汤证。以肿和痛为主，没有胸闷汗出的情况，就用术附汤，这个我们把它单独放在一边。

带有附子，没有桂枝，有芍药的方：真武汤是没有桂枝的，有附子和芍药。还有附子汤，就是真武汤去生姜加人参。附子汤和真武汤就是附子与芍药配，但没有桂枝，这种经方对应的方证，就没有胸闷、汗出，但是会有腹痛、胃痛，或肌肉疼痛，或脚后跟痛，这种情况我们就用附子汤，效果很好。用真武汤的话，本身条文就有腹痛，这种情况就不用桂枝，用桂枝会加重腹痛，去掉桂枝，附子和芍药配。

我们把附子类方，分为附子带桂枝的和附子带芍药的，这样连在一起来学习，大家就非常好掌握附子的方证。我们就简单地把附子带芍药的和附子带桂枝的方，作一个小小的鉴别，希望对大家有帮助。

【药证提示】

（1）附子证：①挚痛；②屈伸不利。

（2）桂枝证：①汗出；②短气；③恶风。

（3）白术证：①小便不利；②肿。

白虎汤

【原文】 伤寒脉浮滑，白虎汤主之。（176）

白虎汤方

知母六两　石膏（碎）一斤　甘草（炙）二两　粳米六合

上四味，以水一斗，煮米熟汤成，去滓，温服一升，日三服。

【解读】 这一条，条文是很简单的，白虎汤的这些药证，我们前面也已经讲过很多次了。我们重点理解一下"脉浮滑"。脉滑其实就是白虎汤的脉象，即阳明脉。阳明脉，主要指的是白虎汤的脉象。脉滑，白虎汤主之。

简单说一下药物组成。

知母证就是舌上干燥，口干舌燥；还有口不仁；还有烦，知母是可以除烦的。

石膏可以治疗口干口渴，也可以治疗发热。

粳米主要是补充津液的，主要补充阳明津液（干姜主要是补充少阳津液）。

【药证提示】

（1）知母证：①舌燥（舌上干燥，口干舌燥）；②口不仁（麻木或口无味）；③烦（除烦）。

（2）石膏证：①口干口渴；②阳明发热。

（3）粳米证：补充阳明津液（干姜补充少阳津液）。

炙甘草汤

【原文】 伤寒解而后，脉结代，心动悸，炙甘草汤主之。（177）

炙甘草汤方

甘草（炙）四两　生姜（切）三两　人参二两　生地黄一斤　桂枝三两　阿胶二两　麦门冬（去心）半升　麻仁半升　大枣（擘）三十枚

上九味，以清酒七升，水八升，先煮八味，取三升，去滓，内胶烊消尽，温服一升，日三服。（一名复脉汤。）

【解读】 这个条文，写的症状很少，所以临床上很多医生不太会用炙甘草汤。其实炙甘草汤在临床上运用是非常广泛的。

炙甘草汤的药物组成：炙甘草四两，生姜三两，人参二两，生地黄一斤，桂枝三两，阿胶二两，麦门冬半升，麻仁半升，大枣三十枚。

炙甘草用到了四两，量比较大，这就是起到固护津液的作用。另外，炙甘草还有益气的作用，如栀子甘草豉汤，治疗胸中懊恼、少气，甘草就是益气的。甘草的药证，一个是固护津液，还有一个就是益气。

脉结代，心动悸，那么方中就应该有桂枝，桂枝用到了三两，在这里，桂枝证就是胸闷，桂枝证还有心悸。炙甘草汤里面是没有芍药的，凡是桂枝不带芍药的方，治疗胸闷心悸都是非常好的。"脉促胸满者，桂枝去芍药汤主之"，就是要把芍药去掉，方中有桂枝，没有芍药。

人参二两，说明患者各方面表现比较虚，如食欲不好，吃东西不容易消化，容易胃胀，所以人参用了二两。

大枣三十枚，这个量很大。仲景用大枣一般十二枚居多，桂枝附子汤中的大枣也是十二枚，这里大枣用到了三十枚。脉结代，心动悸，比如心动过速、房颤、室颤这些患者，往往睡眠都不好，而睡眠不好反过来又会影响他的心率，就会心动悸，更加心跳加快，所以用了三十枚大枣。这里大枣的药证就是失眠。

麻仁半升，这个量也不小。按我们以前读大学的时候学习的病机来讲，这个炙甘草汤的病机叫心阴心阳俱虚。但我们学习《伤寒论》，不想用太多其他词汇来解读条文，我们都用条文解条文。顺便提一下，确实这个人的津液是亏虚的，心阳也是亏虚的，这是事实。

津液亏虚，那么方中就有大量的滋养津液的药物，包括人参也是可以生津液的，生姜三两也可以生津液。津液相对不足的时候，肠道的津液也会不足。脉结代，心动悸，比如心律不齐，或者心动过速，或者房颤、室颤的患者，很多人有大便偏干的情况，麻仁在这里面，就像脾约证麻子仁丸主之的麻仁，有润肠通便的作用。大便偏干在这里是麻仁的药证。还有一点，这就不是用伤寒的观念，我延伸说一下。现代药理研究表明，麻仁有保护心肌的作用，比如心肌炎这些有心肌损害的疾病，使用麻仁有延缓心肌损害，或者说逆转心肌损害，保护心肌的作用。

这一条，我这样讲，希望对大家有帮助。临床使用炙甘草汤，给你一定的信心。有时候碰到心肌炎，心动过速（心跳很快）、心肌有损害的情况，我们用炙甘草汤，效果也非常好。

炙甘草四两，本身就对抗病过激一类的病症会有帮助。麻仁也对心肌损伤有一定的保护和逆转作用。所以临床上，心肌炎符合药证、方证的时候，我们都可以用炙甘草汤。我在临床上使用的效果不错。

炙甘草汤含有麦门冬半升，用量也很大。在条文上没有写对应的症状，但是有麦门冬半升，这个患者应该可以出现咽干。麦门冬汤证是"大逆上气……麦门冬汤主之"，咽干应该是隐藏的药证，这个条文里面是没有的。

阿胶二两，阿胶一方面是用于出血证，主要是止血；另一方面，阿胶有一个非常好的作用，就是对于睡眠不好的人，可以助眠。黄芩、阿胶、黄连都对睡眠有帮助。那么阿胶有出血和睡眠不好的药证，条文里面也可以有隐藏的这些症状。

再重复一下，炙甘草汤的特点是有桂枝无芍药。我刚才特别强调了桂枝三两，没有芍药。虽然条文中没有写胸闷，但我们在临床上，完全可以将炙甘草汤用于脉结代、心动悸，即心跳加快、心律不齐，而且有胸闷的患者。

临床上，我常用炙甘草汤，效果很好，所以这个方，我特别地多讲了一点，希望对大家灵活使用炙甘草汤有帮助。

【药证提示】

（1）炙甘草证：①量大固护津液；②少气（益气），如栀子甘草豉汤；③抑制抗病过激。

（2）桂枝证：胸闷、心悸。

（3）人参证：不欲食，食后胀。（食欲不好，吃东西不容易消化，容易胃胀。）

（4）麦门冬证：咽干。

（5）大枣证：失眠（量大有治失眠的药证）。

（6）阿胶证：①止血；②睡眠不好（帮助睡眠）。

（7）麻仁证：①大便偏干；②保护心肌（延缓或逆转心肌损害）。

阳明病提纲证

【原文】 阳明之为病，胃家实是也。（180）

【解读】 这一条是阳明病的提纲证，但我觉得这个提纲证不是很全面，只说出了阳明病的一部分，因为阳明病不单纯是胃家实。

胃家实：大家要明白，"胃"在这里指"肠道"，"胃家实"是指大肠里面有燥屎不通，叫"阳明病，胃家实是也"。

为什么说这个阳明病提纲证不太全面？

因为仲景谈论阳明病的时候，他一般都是用"渴"代表阳明病。讲第174条的时候，就说了"不呕"是无少阳病，"不渴"是无阳明病，很多条文里面都是以"渴"来代表阳明病。这个"阳明之为病，胃家实是也"，只是胃家实，没有提到渴。至少这个提纲证有"半壁江山"都没有提到，如以渴为代表的白虎汤证，或者白虎加人参汤证，你敢说他不是阳明病吗？这个占了阳明病的"半壁江山"，白虎汤证、白虎加人参汤证就是以口干、舌燥、渴为代表的方证。这个"胃家实"，只把肠道大便干结这一半提到了，没有说方剂。我就大概这样讲一下。

大承气汤

【原文】 阳明病，脉迟，虽汗出，不恶寒者，其身必重，短气腹满而喘，有潮热（有潮热者，此外欲解，可攻里也），手足濈然汗出者（汗出者，此大便已硬也），大承气汤主之。（208）

大承气汤方

大黄（酒洗）四两　厚朴（炙，去皮）半斤　枳实（炙）五枚　芒硝三合

上四味，以水一斗，先煮二物，取五升，去滓，内大黄，更煮取二升，去滓，内芒硝，更上微火一两沸，分温再服（注）得下余勿服。

【解读】 这一条非常重要。

阳明病，脉迟：津液匮乏就会脉迟，这个大家都好理解，津液充沛，就不会脉迟。

虽汗出不恶寒者：虽然有汗出，却不恶寒。其实这条就明确提示大家，要与太阳病的汗出区别开来，太阳病汗出，一般都是恶寒的。太阳病的桂枝汤证汗出，他一定有恶寒恶风。

这里虽然汗出，但不恶寒。不怕冷的汗出是阳明病的特点，这一点非常重要。

其身必重，短气腹满而喘：这个短气腹满而喘，腹满在这里引出了一个药证——厚朴证，腹满而喘就是厚朴证。桂枝加厚朴杏子汤里也有喘，也是因为有厚朴。

有潮热：潮热就是一阵一阵地发热，这是阳明病的特点。刚才的"汗出不恶寒"也是阳明病的特点。

手足濈然汗出者，大承气汤主之：手足濈然汗出，说明手足出汗很厉害。

阳明潮热，不怕冷（不恶寒）的汗出，有腹满而喘，有潮热的这种情况，仲景就告诉大家要用大承气汤。

大承气汤的组成：大黄四两，厚朴半斤，枳实五枚，芒硝三合。

大黄：药证是大便难。排便困难是大黄证，如大便坚、大便硬，不单可以用芒硝，用生大黄也是可以的。

厚朴、枳实：厚朴的药证是腹满，腹满而喘；枳实的药证也是腹满。这里枳实证和厚朴证其实都是腹满。

芒硝：芒硝的药证在这里是潮热，其实大黄也有一定潮热的药证。

大承气汤的使用指征是非常明确的：汗出不恶寒（不怕冷，不像太阳病的汗出恶寒），有潮热（一阵一阵的热），这些都是阳明病的特点；而且还有短气、腹满。这种情况下，我们就用大承气汤。

很多医生，在临床上，把大承气汤只用来治疗大便不通，这其实是一个错误。为什么我要特别强调这是一个错误？

因为大承气汤是治疗阳明病的，就是治疗范围包括汗出不恶寒、潮热、腹满短气，如只用来治疗大便干结、不大便，就大大缩小了大承气汤的使用范围。其实大承气汤是典型的阳明病代表方。

临床上，多汗又不怕冷（不恶寒）；还有汗出用了桂枝汤始终效果不好；明显有潮热，有腹满、短气，汗出又不怕冷的手足濈然汗出（手足出汗很多），这些情况用什么？就用大承气汤。就算大便稀溏，也可以用大承气汤。

在第208条里面，并没有说大便干结，有燥屎五六枚。在条文里面说，只要有潮热，有手足濈然汗出，汗出不恶寒，腹满短气，腹满而喘，就可以用大承气汤。所以汗多的患者，即使大便稀溏，也可以用大承气汤。当然，患者服药后肯定要拉肚子，因为有芒硝，大黄又用这么大量，枳实、厚朴也用这么大量，同时枳实本身也可以帮助排便。因此要选一个患者休息的时间，叫他只能喝一服，千万不要服多了。服药后只要大便一解，很多人汗多（手足汗多）的情况就解掉了。

芒硝之所以可以把大便软化，是因为它会把水分吸取到肠道里，它的成分其实就是盐，相当于一个高渗的作用，把水分、组织液吸收到肠道来，把坚硬的大便泡软。同时芒硝的一个重点药证就是潮热。

所以潮热、手足濈然汗出用大承气汤确实效果很好，就利用患者的休息时间给他服用一次，基本上病情会好转很多。

【药证提示】

（1）枳实证：腹满。

（2）厚朴证：①腹满；②腹满而喘（如桂枝加厚朴杏子汤）。

（3）大黄证：①大便难（排便困难）；②谵语。

（4）芒硝证：①软化大便；②潮热。

小承气汤

【原文】 阳明病，潮热，大便微硬者，可与小承气汤（不硬者，不可与之）。（209）

【解读】 这一条，仍然提到的是阳明病的潮热，就是一阵一阵地发热，说明潮热就是阳明病的一个特点，更加准确点说，就是承气汤（大承气汤或小承气汤）证的特点。

大黄有一定的解潮热的作用，就是通过学习第209条发现的，前面只知道芒硝证有潮热。第209条中用于阳明病潮热的这个小承气汤没有芒硝，但同样能解潮热，说明大黄其实也有解潮热的药证。

大便微硬者，不是大便坚（不是大便很硬），这种情况就用小承气汤。如果大便很坚硬，那么就不能用小承气汤，一定要用大承气汤。为什么呢？

因为要用芒硝来把大便软化了，然后以大黄治大便难，让肠蠕动加强。如果不用芒硝，坚硬的燥屎在肠道上刮动撑动，那肯定会腹痛无比。

有很多人说用大承气汤风险大，用小承气汤好一点。其实我认为，临床上用大承气汤风险小，用小承气汤风险大。如果把握不好，比如有燥屎五六枚的情况，你用小承气汤，那患者肯定痛得不得了，要是用大承气汤，大便软化了，那肯定就没问题，将大便排出去就好了。

小承气汤的特点，就是阳明病，潮热，大便微硬者，都可以用小承气汤。不用大承气汤，就是不用芒硝。

临床上，像那些排便困难，比如大便几天一次，排便起来不太爽利，但又不是那种像羊屎蛋一样非常坚硬的，这种情况，我们就可以用小承气汤。小承气汤，前提是最好有腹胀，为什么呢？因为里面有厚朴和枳实。

还有一种情况，大便排便不爽，甚至有点稀溏，但患者感觉像排便拉不净一样，这种情况我们选什么方？我们可以选大黄黄连泻心汤，这里面也没有芒硝，这个大黄的药证是大便难，它帮助排便，然后再加黄连。

还有些人，排便不爽，同时感觉心下有点痞，当然是软的，按之濡，大黄黄连泻心汤主之。排便不爽但是便溏的这种情况，临床上可以使用大黄黄连泻心汤。

还有一种情况，我们前面已经讲过几次了，有些人大便几天一次，但大便不干结，几天排出来的也没有燥屎，没有羊屎蛋，这种情况是肠道津液相对匮乏，人体就处于一个自我保护的节水模式，就会几天拉一次大便，那么这种情况，我们就用甘草干姜汤，这个方子效果很好。基本上甘草干姜汤服用一两天，就不会几天一次大便了，很多时候都会每天一次大便，人体就解除了那种节水模式，因为干姜补津液是非常可靠的。

我们讲到第 208 条、209 条大承气汤和小承气汤的时候，因为大黄有一个药证是大便难，我们就延伸讲了一下。

如果便溏、排便不爽，那么用大黄黄连泻心汤或者小承气汤也可以。

大便不是很干结，有潮热，有腹满，这种情况的排便不爽，我们就可以用小承气汤。

几天一次大便，但一切功能正常，没有什么难受的症状，这种情况就是单纯的几天一次大便，人体处于一个节水模式，我们就用甘草干姜汤。

【药证提示】

（1）大黄证：①大便难；②潮热。

（2）芒硝证：潮热。

大承气汤

【原文】 伤寒，若吐若下后，不解，不大便五六日以上，至十余日，日晡所发潮热，不恶寒，独语如见鬼状，若剧者，发则不识人，循衣摸床，惕而不安（脉弦者生，涩者死。微者，但发潮热），微喘直视，谵语者，大承气汤主之（若一服利，则止后服）。（212）

【解读】 这一条，就是说，一个人得了伤寒，用了吐法，又用了下法，但是病却没有解掉，外证没有解掉。

不大便五六日以上：五六天都没有大便了。至十余日：甚至于十来天都不大便。这种情况，就是因为用了吐法和下法，损伤了津液，津液损伤了，肠道就没有津液了，所以就五六天都不大便，甚至于十来天都不大便。

日晡所发潮热：日晡，即下午三点至五点，就是说傍晚的时候发潮热。

不恶寒：这是阳明病的特点。

独语如见鬼状：就是一个人说话就像见鬼一样，所以有些人说他见鬼了。这个简单，见鬼了就是阳明病，我们用大承气汤，就可以把见鬼了医好，所以见鬼了不可怕。"独语如见鬼状"就是大承气汤证。

若剧者，发则不识人：就是说更加严重的，发则不识人，即发作的时候就不认人。这个发则不识人，不是一直都不认人，他是发作的时候不认人。

另外，发作的时候还有循衣摸床、怵惕［chù tì］不安这种情况。

微喘直视：喘是厚朴证，阳明病的喘，都是厚朴证。微喘直视，这是津液匮乏了，眼睛都是直视的，即眼睛都不会旋转了。

谵语者：谵语就是胡言乱语，是大黄证。大家记住，谵语是大黄证。

这种情况，仲景就告诉大家，大承气汤主之。大承气汤不单纯是治疗大便不通的，它还治疗潮热、汗出不恶寒的阳明病。

这一条就是津液损伤了，五六日甚至十日都不大便，这已经有燥屎内结了，而且每到傍晚都发潮热，不恶寒，这个阳明病是不怕冷的，发得厉害了就像见鬼一样，独语如见鬼状，不认人，循衣摸床，怵惕不安，还有一点喘，眼睛都是直视的，这种情况也是大承气汤证。

大承气汤证不是单纯治疗大便不通的一个方证，它是治疗一系列阳明病的一个方子。这一点，大家应该知道。

第212条的大承气汤证，我们就学习到这里。

【药证提示】 厚朴证：阳明病的喘。

白虎汤

【原文】 三阳合病，腹满身重，难以转侧，口不仁，面垢，谵语，遗尿。发汗谵语，□□□下之则额上生汗，手足逆冷。若自汗出者，白虎汤主之。（219）

【解读】 这一条，仲景直接就说的是三阳合病。

腹满身重：这个"腹满"其实就是阳明病的腹满，后面说的是"白虎汤主之"。这里的腹满是石膏证，这个石膏对阳明病的腹满是有治疗作用的。

难以转侧：这是人很难受的表现。

口不仁：这是很重要的一个药证，就是知母证。

口不仁具体是什么感觉？这一条中写得比较笼统，但在后面的条文里就有，比如口舌干燥，非常干燥；或者说嘴巴或舌头像麻木一样的，这也属于口不仁；或者说有时候吃东西，感觉没什么味道，但前提是阳明病的情况下，吃东西没什么味道，这个知觉的障碍，也是口不仁的一个概念，也是知母证；阳明病津液过于匮乏，有些也会出现舌头痛，都属于口不仁的范畴。在临床上，碰到这种情况，然后又符合三阳合病，我们都有使用白虎汤的机会。

面垢：典型的，感觉好像脸洗不干净，油腻腻的感觉就是面垢，这是白虎汤证的阳明病的一个表现。其实承气汤证，有些患者也有面垢的感觉，即脸上油光泛泛。

谵语：这个谵语是因为肠道干涩，患者出现了像大承气汤证一样的谵语。虽然这里不是大黄证，也没有用大黄，但他的机制是一样的，就是肠道特别干燥，然后就大便不畅通。谵语在这里属于知母证。为什么呢？因为知母有润肠通便的作用。这里的谵语不是大黄证，是知母证。

遗尿：这个遗尿有两种可能，一个是白虎汤证，他很口渴，喝水很厉害，尿液就很多，尿多了夜间就会出现遗尿，原因就是喝水太多。还有一种情况，就是津液太过于匮乏了，他的尿很少，尿很灼热，尿液滴滴答答地一点一点出来，这种遗尿还更多一点。在阳明病里面，有这样的情况。

临床上，我们也碰到有些患者，他感觉尿只有一点点，一会儿又在滴滴答答，就感觉像尿道炎一样，但他不是尿道炎。这种情况，你用下法肯定不行，用下法肯定就有一种虚脱的感觉。

津液本身就匮乏了，所以"下之则额上生汗也，手足逆冷"。有很多白虎汤证都会有手足逆冷的表现，这是由津液匮乏导致的手足逆冷。大家知道，手足冷跟津液不充足是有关系的，津液匮乏手足就冷。还有一个说法，"热深厥也深"，真正的热出现的厥冷，当然这是理论上的常识。实际上，这个白虎汤证不单纯全是热象，也有手足逆冷的时候，可以用白虎汤。

若自汗出者，白虎汤主之：这个自汗出，就是典型的阳明病的汗出。所以汗出不一定是桂枝证，因为白虎汤证也有汗出，这种情况也是有的。

这一条，大家要知道，腹满是石膏证；口不仁是知母证；面垢是白虎汤证的整体方证表现；这里的谵语是知母证，同样的道理，也是肠道干燥的缘故而出现的谵语。另外，知母有润肠通便的作用，特别是知母量也比较大。

还有一点，他的这个提法是三阳合病，但是在这一个条文里面，我们可以看到阳明病的表现比较多，比如腹满身重、口不仁、面垢、谵语这些都是阳明病表现。

从这个条文上看，他说三阳合病，提到了一个自汗出。根据条文描述，他有太阳病的表现，但我认为这个自汗出应该是阳明病的表现。这里说的是三阳合病，应该是外证没有解，然后又出现了腹满身重、难以转侧、口不仁、面垢、谵语、遗尿这些阳明病的表现，就是说太阳、阳明病这里是有的，但少阳病在这里却是不明显的。少阳病要有口苦咽干这些表述，或者说胸胁苦满、喜呕等，但条文中都没有提到，当然也可能属于隐藏症状。

不管条文隐藏的症状有没有表达，反正在这个条文上，我们更加可以肯定怎么来判断并病和合病。

并病就是一经一经地解，或者使用一个合方来解，比如柴胡桂枝汤就是太阳和少阳并病。

合病就是只取一个单经方。那么三阳合病，这里阳明病明显最重，治疗就从阳明病着手，所以用白虎汤来解，即使有太阳病或少阳病，也跟着一起解掉了，这就叫合病，这个概念我们其实是从条文中总结出来的。凡是仲景用一个单经方，把几个经都解掉的，那么就是合病。

【药证提示】

（1）石膏证：阳明腹满。

（2）知母证：①口不仁；②谵语；③润肠通便。

大承气汤

【原文】 二阳并病，太阳证罢，但发潮热，手足漐漐汗出，大便难而谵语者，下之则愈，宜大承气汤。（220）

【解读】 这一条说的是二阳并病，太阳证已经好了，现在不是并病了，只是一个阳明病。

但发潮热：潮热是阳明病的一个特征。

手足漐漐汗出：这就是承气汤证了。我们知道，手足汗出就是承气汤证。

大便难而谵语者：大便难是大黄证，谵语也是大黄证。（白虎汤证的谵语是知母证。）

仲景就说了下之则愈，大承气汤下之则愈，那么潮热、漐漐汗出，或谵语、大便难都一下就解掉了。

很多汗出厉害的，用桂枝汤没有效果的，具备阳明病表现的，你就用承气汤类的下法，他的汗出也会解掉，这在临床上是有验证的。

栀子豉汤

【原文】 阳明病，脉浮而紧，咽燥口苦，腹满而喘，发热汗出，不恶寒反恶热，身重。

若发汗则躁，心愦愦，反谵语。

若加温针，必怵惕烦躁不得眠。

若下之，则胃中空虚，客气动膈，心中懊憹，舌上胎者，栀子豉汤主之。（221）

【解读】 这一条比较长一点，它跟后面的第222条和223条是连在一起的，我们先看第221条。

条文中说阳明病，其实这一条才是一个三阳合病。我解读一下为什么是三阳合病？

脉浮而紧：这是太阳证，太阳病脉是浮的，脉浮而紧是典型的太阳病之脉象。

咽燥，口苦：这是少阳病的表现。口苦、咽干、目眩是少阳证。咽燥就是咽干燥。

腹满而喘：这是阳明病的表现。学习第219条时给大家讲了，腹满是阳明病的一种表现。这里的腹满不是太阴病的腹满，这很明显是跟太阳病区分。

腹满而喘是阳明证。

脉浮而紧——太阳证；咽燥、口苦——少阳证；腹满而喘——阳明证。这就是一个三阳合病。

发热汗出：这是桂枝证。

不恶寒反恶热：这是阳明病的表现，就不能用桂枝汤。他是不恶寒反恶热的，这就是阳明病。

身重：腹满身重，这是阳明病的表现。

若发汗则躁，心愦愦［kuì］：条文已经说得很清楚了，前面是咽燥口苦，已经属于少［shǎo］阳，就是少［shǎo］阳状态，就是少津液的状态了，这种情况肯定咽燥口苦，津液已经亏虚了，就不能用汗法了。如果去发汗就会心愦愦，就是心悸、心慌乱，这肯定损伤了津液。

反谵语：津液损伤了，你用发汗的方法，他反而会出现谵语，那就出现承气汤证了。

庸医觉得还不够，还要加温针。发汗后反而还要去用温针，那就会出现"怵惕［chù tì］烦躁不得眠"，就更加损伤津液了，怵惕烦躁这种情况，是不是就已经有桂枝甘草龙骨牡蛎汤证了，或者说有桂枝去芍药加蜀漆龙骨牡蛎救逆汤证。

接下来，"若下之，则胃中空虚，客气动膈，心中懊侬，舌上胎者，栀子豉汤主之"，前面没有说用什么主之是吧？如果说同样的，就是刚才的前面这些描述，"脉浮而紧，咽燥口苦，腹满而喘，发热汗出，不恶寒反恶热，身重"这种情况，不管是用了下法也好，或者患者直接就出现了"客气动膈"，这个膈就相当于在胸中，就是心窝那个位置，就是我们说的栀子证。太多的津液匮乏了，就出现了心中懊侬。心中就是胸口，指的是中间那个位置很不舒服。懊侬，说不出来，就是不舒服，有烦躁难受或烧灼等。舌上胎，就是舌上有苔。这种情况直接就用栀子豉汤。

其实这一条，位置还是很重要的，就是说一定是"客气动膈，心中懊侬"，在心窝、食管这个位置，用栀子豉汤效果确实非常好，我们都讲过好多次了。

白虎加人参汤

【原文】 若渴欲饮水，口干舌燥者，白虎加人参汤主之。（222）

【解读】 接下来的第222条跟第221条是在一起的。

这一条是对第219条的又一个补充，就是说出现了口渴，想喝水，口干舌燥（知母证），这种情况就用白虎加人参汤主之。

【药证提示】 知母证：口干舌燥。

猪苓汤

【原文】 若（脉浮发热）渴欲饮水，小便不利者，猪苓汤主之。（223）

猪苓汤方

猪苓（去皮） 茯苓 泽泻 阿胶 滑石（碎）各一两

上五味，以水四升，先煮四味，取二升，去滓，内阿胶烊消，温服七合，日三服。

【解读】 第223条跟前两条也是连在一起的，就是说仍然渴欲饮水，但小便不利者，那么猪苓汤主之。

这里涉及小便不利，有茯苓证了，包括猪苓证这些。这里面的渴欲饮水，就不是石膏、知母证了，这是泽泻证和猪苓证，因为五苓散方证里面也可以有口渴。这种情况加上小便不利，那么就用猪苓汤主之。

第221、222、223条条文是在一起的，就是说处于这种三阳合病的状态，出现了不同的症状，那么就用不同的经方，直接告诉你三个治法。

如果有"客气动膈，心中懊憹［ào náo］，舌上胎"这种情况，就用栀子豉汤。

如果是"渴欲饮水"，但是有"口干舌燥"的情况，就用白虎加人参汤主之。

同样的，"渴欲饮水"，但有"小便不利"的情况，就用猪苓汤。

说到第223条"渴欲饮水，小便不利"用猪苓汤的时候，我特别强调一下：这个是千万不能用五苓散的！为什么不能用五苓散？

因为津液已经亏损得很严重了，前面的条文已经说得很清楚了。

五苓散中是有桂枝的，桂枝不管用量少也好、多也好，它都会损伤津液。仲景用方是很严谨的，只要津液亏损，他就不会用桂枝！大家一定要明白这个道理。

少〔shǎo〕阳状态，我们说的少阳就是少津液，即津液亏损的情况。少〔shǎo〕阳状态就容易出现痰，就有甘草干姜汤证。一般有痰的这种情况，临床上不建议大家用带桂枝的经方。虽有汗出而喘用桂枝加厚朴杏子汤，其实这个汗出而喘，应该咳痰不是很多，如果痰很多，那么就先用一点甘草干姜汤把痰消掉，再用桂枝加厚朴杏子汤。

同样的，第223条不能直接用五苓散。即使想用五苓散，首先要把咽中干燥治好，前面条文写得很清楚。咽中干燥，先用甘草干姜汤吃一剂，马上咽中干燥就会消除。这是肯定的，临床上验证无数。咽中干，用甘草干姜汤，见效非常快速。这种情况你再用五苓散，那就可以了。

一般来说，第223条仲景都会叫你直接用一个单经方。用什么？那就用猪苓汤，不要用五苓散。

这一条我们就把它发散开来讲一下，大家心里有这个概念，就是说少津液的时候尽量不要用桂枝。

栀子豉汤

【原文】 阳明病，下之，其外有热，手足温（小结胸），心中懊憹，饥不能食，但头汗出者，栀子豉汤主之。（228）

【解读】 这一条，阳明病，用了下法。

其外有热：热是汗出的意思，不是发热的意思。栀子豉汤对汗出效果还不错。

手足温：手足是温的。

心中懊侬：又提到这个位置，心中是心窝中间这里。

饥不能食：这是有食管痛的缘故。胃也是正常的，就是饥不能食。你看他心中懊侬，心中就是心窝正中那里，刚好就是食管跟胃相连接那个位置。饥不能食，他是因为食管那里有疼痛，懊侬也好，疼痛也好，就不能吃东西，吃下东西他就不舒服，但是不吃东西，那肯定他就会饥饿。这个饥不是黄连证，因为他不能食才饥。反过来看，这个饥的原因是不能食，但胃是正常的。

但头汗出者：凡是头汗，跟胃都是有关联的。如发了汗之后胃疼、胃不舒服，这个汗跟胃是有关联的。大家可以多观察，在条文里面可以观察，在临床上也可以观察。比如用了麻黄汤有些患者会胃痛，发了汗之后他会胃痛。

这里的"但头汗出"是因为饥不能食，不能吃东西，胃就是空的。食管不舒服，食管痛，不能吃东西。胃里面没有东西，胃就老是在蠕动，就像发动机挂成空档，老是使劲踩发动机，转速很高，对这个发动机就有耗损。同理，在人体里面胃空转，就会出汗。这种情况，就用栀子豉汤主之。

说到这一点，我们刚才已经引进了现代解剖的概念——食管疼痛不能吃饭。在临床上，很严重的食管炎，包括反流性食管炎、胃食管反流，或有些食管癌，疼痛不能吃东西。这种情况，仲景条文上说的是栀子豉汤主之。

在临床上，食管癌疼痛的患者，或食管炎疼痛的患者，我都用栀子豉汤。在方证对应的情况下，需要用到合方的时候，我都会把这个栀子豉汤加进去，临床上都会收到非常好的效果。

凡是食管疼痛，或食管不舒服，比如有食管发热或烧灼感，甚至有些患者就是感觉心窝处（食管位置）发冷，用栀子豉汤治疗都是有效果的。大家在临床上多多地去验证一下，共同的目的就是为患者减轻痛苦。

柴胡汤

【原文】 阳明病，发潮热，大便溏，小便自可，胸胁满不去者，柴胡汤主之。（229）

【对照条文】 伤寒十三日不解，胸胁满而呕，日晡所发潮热，已而微利，先宜服小柴胡汤以解外，后以柴胡加芒硝汤主之。

（104）

【解读】 关于第 229 条，我们要与第 104 条对照起来看，因为它们的内容是差不多的。

第 229 条，阳明病，发潮热（潮热是阳明病的特征），但大便是溏的，小便是正常的。胸胁满不去，这个有胸胁满的情况，条文中直接就说柴胡汤主之。

前面的第 104 条，伤寒十三日不解，也是胸胁满而呕，也是日晡所发潮热。然后已而微利，也跟便溏是一样的，微利其实就是大便稀溏，跟这个条文是一样的。他的治疗方案，仲景说先用小柴胡汤解外，再用柴胡加芒硝汤主之。外证去了，就用柴胡加芒硝汤，这里就属于阳明病的治疗方法了。

但第 229 条，他不用小柴胡汤解外，直接就用柴胡汤主之。这个"柴胡汤主之"，在宋本《伤寒论》里是"小柴胡汤主之"，我认为这是错误的，至少是传抄错误。这里指的不是小柴胡汤，应该指的是柴胡加芒硝汤。这个柴胡汤是指柴胡加芒硝汤，就应该是叫柴胡汤主之。因为发潮热属于阳明病的表现，不可能用小柴胡汤来主之。

从这一条中可知，在临床上，如果患者外证未去的话，我们要先用小柴胡汤解外，就没有外证了。少阳病也属于外证，这个大家要清楚。

小柴胡汤解外，条文上说得非常清楚，只不过不叫表证，而是叫外证。表证和外证，不是同一个概念，其实外证包括"往来寒热"这些少阳病表现，小柴胡汤证的往来寒热，就叫外证，所以用小柴胡汤解外，这个概念要清晰。

第 229 条，应该只有潮热没有外证，才能用柴胡汤主之（柴胡加芒硝汤）。这一条要跟第 104 条结合起来看，有外证就要先用小柴胡汤，没有外证就直接用柴胡加芒硝汤主之。

小柴胡汤

【原文】 阳明病，中风，脉弦浮大而短气，腹都满，胁下及心痛，久按之气不通，鼻干不得汗，嗜卧，一身及面目悉黄，小便难，有潮热，时时哕，耳前后肿，刺之小瘥。外不解，病过十日，

脉续浮者，与小柴胡汤。（231）

【解读】 这条比较长，但这一条特别重要。学习的时候，这条要和第236条结合起来看。为什么要结合起来看？

因为这个条文里说到了"一身及面目悉黄，小便难"，为什么会一身面目俱黄？

结合第236条：阳明病，发热汗出者，不能发黄也。但头汗出，身无汗，剂颈而还，小便不利，渴引水浆者，身必发黄，茵陈蒿汤主之。

第236条直接就说了：阳明病，如果"发热汗出"，那么就"不能发黄也"。

"但头汗出，身无汗，剂颈而还，小便不利，渴饮水浆者，身必发黄，茵陈蒿汤主之"，就是说出汗不多，只是出一点点头汗，那么就会发黄（身必发黄），就用茵陈蒿汤主之。

换句话说，只要出了汗，就不会发黄，即"发热汗出者，不能发黄也"。不出汗，只是一点点头汗，身上无汗，剂颈而还，加上"小便不利，渴引水浆"，这种情况就一定会发黄。

所以我们解读第231条的时候，要结合第236条，我们的目的就是要解释，为什么这个小柴胡汤证里面会有发黄的表现。

回到第231条。

阳明病，中风，脉弦浮大而短气：其实是一个三阳合病，脉弦是少阳病的脉象，脉浮是太阳病的脉象，脉大是阳明病的脉象，所以他说的是阳明病，其实是一个三阳合病。

而短气：短气是桂枝证，也代表有太阳病。

腹都满：这是阳明病的表现。腹满身重，是阳明病的特殊表现。

胁下及心痛：胁下痛是典型的柴胡证；心痛，就是胸口（心窝）那里痛。

久按之气不通：这怎么理解？因为他有胁下痛，还有心窝那里痛，他就用手去捂住，他想捂住了会不会好一点，但捂住也解不了，所以说久按之气不通，久按反而短气会更明显。

鼻干不得汗：不得汗，就是没有汗出。刚才为什么要去看第236条，就是为了告诉大家：因为不得汗，没有汗出，所以才出现了"一身及面目悉黄"。不出汗，就发黄了。

鼻干——黄芩证。鼻干要想到黄芩，延伸一点，还有很多地方发干都可以想到黄芩。小柴胡汤对腔隙性的一些位置的发干，效果都蛮不错的。我之前的医案也有报道，有些阴道干涩，我用小柴胡汤，也会有缓解。

不得汗，嗜卧：这是小柴胡汤证。嗜卧，不单是"少阴病，但欲寐"，大家要知道，小柴胡汤证也有嗜卧的表现。

一身及面目悉黄：刚才已经讲了，第236条提出来一个理论支撑，凭什么说发黄就是无汗？第236条就直接说了，汗出不能发黄。因为是鼻干不得汗，所以一身及面目悉黄。

小便难：这是津液少了，小便就少，所以小便难。

潮热：阳明病的表现。

时时哕[yuě]：经常打干哕，想干呕，恶心呕吐，这属于小柴胡汤的半夏证和生姜证。

耳前后肿：这里又涉及一个药证——耳前后肿，这是柴胡证。

刺之小瘥：用针刺的方法，小瘥，即好一点。

外不解：却没完全好。外证还是没有解。

病过十日：再过了十天。

脉续浮者：还有脉浮，脉浮就是外证未去。

与小柴胡汤：这再次证明小柴胡汤是可以汗解的。鼻干不得汗，针刺之后小瘥，即稍微好一点。外不解，脉续浮者，与小柴胡汤，就是小柴胡汤解外，它是可以汗解的，里面有生姜三两，那肯定可以解外，这是没有什么争议的。

第231条，虽说条文很复杂，其实理顺了就一点也不复杂了。这一条是一个三阳合病，但是少[shǎo]阳的状态最明显，所以从少阳病着手治疗，用小柴胡汤。小柴胡汤用了之后，太阳病、阳明病这些都会解掉的。

【药证提示】 生姜证：可解外。

麻黄汤

【原文】 脉但浮，无余证者，与麻黄汤 ⁽注⁾ 若不尿，腹满加哕者，不治。
（232）

【解读】 根据第232条条文推测，有可能服用了小柴胡汤，把其他这些症状都解掉了，包括潮热、小便难、一身面目悉黄、耳前后肿、嗜卧、鼻干等都解掉了，但有可能脉还是浮的，就是第232条的"脉但浮，无余证"，也就是说其他的症状都没有了，就一个"脉但浮"，而"无余证"，那还有什么症状呢？

我们从给出的麻黄汤就可以知道，无汗这个问题没有解掉。因为他脉还是浮的，其他的那些症状都没有了，就只剩下不出汗而发黄。这种情况，就用麻黄汤把毛孔打开，相当于发汗的力量比小柴胡汤强很多。因为无汗就会身黄，用麻黄汤发汗，那么就把发黄这个问题解决了。

第232条的"脉但浮，无余证者，与麻黄汤"，这是说潮热、小便难、耳前后肿、鼻干那些症状都没有了，就剩下无汗和发黄，所以才用麻黄汤，这是可以推断的。他不是用桂枝汤，用的是麻黄汤，就是说只剩下发黄，只剩下脉浮无汗，就用麻黄汤。

第231条和232条，相当于是连在一起的。

茵陈蒿汤

【原文】 阳明病，发热汗出者（此为热越），不能发黄也。但头汗出，身无汗，剂颈而还，小便不利，渴引水浆者（此为瘀热在里），身必发黄，茵陈蒿汤主之。（236）

茵陈蒿汤方

茵陈蒿六两　栀子（擘）十四枚　大黄二两（去皮）

上三味，以水一斗二升，先煮茵陈，减六升，内二味，煮取三升，去滓，分三服，小便当利注尿如皂荚汁状，色正赤，一宿腹减，黄从小便去也。

【解读】 讲第231条、232条的时候，已经提到第236条，我们重述一遍。

这一条就是说阳明病发热，汗出，这种情况就不会发黄。仲景明确指出"不能发黄也"，就是汗出就不发黄，无汗就会发黄。

但头汗出，身无汗：只有一点头汗，这是津液匮乏的表现。津液匮乏，只有头汗，那么身上是无汗的。

剂颈而还：到颈部以下都没有汗。

小便不利：津液匮乏，小便就少了，不用说，肯定小便不利。

渴饮水浆者：津液匮乏就会口渴，需要饮水自救。

汗出不充分，只有一点点头汗，身上都没有汗，那就身必发黄。这种情况用什么？就要用茵陈蒿汤主之。

从这一条可以看出，发黄是要分六经的。以前讲过，不能看到发黄就用茵陈蒿汤，不是这么回事。比如太阳证的发黄，就只用麻黄汤，你就不可能用茵陈蒿汤来解黄。

阳明经表现非常明显的，渴饮水浆、发热汗出，这种情况就用阳明方，就是茵陈蒿汤。

茵陈蒿汤的组成：茵陈蒿六两，栀子十四枚，大黄二两。

茵陈蒿的药证就是退黄，就是发黄。

栀子十四枚，栀子的药证，一是烦，心烦。条文里没说，应该是有烦的，条文中隐藏了，栀子本身就有除烦的作用。同时头汗这个栀子证，对阳明的头汗是有帮助的。

阳明汗出，直接用栀子豉汤把头汗解掉，这在临床上也经常用到。栀子豉汤可解头汗。为什么说栀子豉汤可解头汗？比如有些食管炎或食管癌患者，也出头汗。前面学习条文的时候就说了，比如说患者吃不下东西，胃里面没东西，胃就蠕动、空转，像发动机空转，就会出现头汗。这种情况用栀子，食管这些不痛了，就能够吃下东西了，同时也可以把这个汗解掉。

这里强调一下大黄的药证。在茵陈蒿汤的条文里没说大便难，甚至大便是溏的，如果有"发热汗出""剂颈而还""但头汗出""小便不利，渴饮水浆"的这种情况，你同样要用大黄。大黄在这里的药证是什么？其实就是小便不利（包括小便黄，也属于小便不利的范畴），不是大便难。

【药证提示】

（1）茵陈蒿证：发黄。

（2）栀子证：①烦（心烦）；②阳明头汗。

（3）大黄证：①大便难；②小便不利（小便黄）。

抵当汤

【原文】 阳明证，其人喜忘者，必有蓄血（所以然者，本有久瘀血，故令喜忘）。尿虽难，大便反易，而其色必黑者，宜抵当汤下之。（237）

【对照条文】 太阳病六七日，表证仍在，脉微而沉，反不结胸，其人发狂者，以热在下焦，小腹当硬满，小便自利者，下血乃愈注 所以然者，以太阳随症，瘀热在里故也。经 抵当汤主之。（124）

太阳病，身黄，脉沉结，小腹硬，（小便不利者，为无血也）小便自利，其人如狂者，（血证谛也）抵当汤主之。（125）

伤寒有热，小腹满，应小便不利，今反利者（为有血），当可下之，宜抵当丸。（126）

【解读】 学习第237条时，可与第124条、125条、126条进行比较学习。

阳明证，其人喜忘者：喜忘是有瘀血的表现。

必有蓄血：后面的注释"所以然者，本有久瘀血，故令喜忘"，是说瘀血可以让记忆力减退。在临床上，我看到很多舌底瘀滞的患者，我会问他们是不是记忆力比较差，他们基本上都有这种表现。

这里提到"必有蓄血"，大家要知道还有一个热结膀胱的蓄血证。第106条的桃核承气汤证之"少腹急结，其人如狂"，是瘀血与燥屎内结的发狂表现。还有第257条中"合热则消谷喜饥"的抵当汤证，大黄䗪虫丸的肌肤甲错瘀血证，加上其人喜忘，这些都是蓄血证，即瘀血的症状。

第124条的"其人发狂者，以热者在下焦，小腹当硬满，小便自利者，下血乃愈"，这就是抵当汤证的"少腹当硬满""少腹急结"。

第125条也提到膀胱蓄血证，他也是"小腹硬，小便自利，其人如狂者，抵当汤主之"。

还有第126条的抵当丸证，"小腹满，应小便不利，今反利者，当可下之，宜抵当丸"。

这几条都提到"少腹急结"，所以这个必有蓄血，其实里面有隐藏症状，大家都知道一定要有"少腹急结"这样的状况。膀胱蓄血证，就是我们说的热结小腹、血结小腹，这个蓄血证，会有记忆力差、喜忘事的表现。

还有一点，他是膀胱蓄血证的话，大便虽然硬一点，但不会大便难，大便都是很畅通的。大便反易，这也是膀胱蓄血证的标志。这种情况就用抵当汤。抵当汤我们前面已经解读过了。

抵当汤的药物组成：水蛭，虻虫，桃仁，大黄。

本方主要以水蛭、虻虫、桃仁来活血化瘀、除瘀血，大黄也有活血化瘀的作用。

大黄属于腹部的药物，治疗腹满、腹痛，或谵语如狂这些病症。

这一条一定要结合前面的第124第、125条、126条一起学习，这样前后互参，就更加好理解。

这条特别提了"其人喜忘者"，这是瘀血表现。大家在临床上，凡是喜欢看舌诊的，看到舌底瘀滞的情况，都可以问问患者是不是记忆力减退，基本上都有这个表现。

学习第237条，还有一点我认为很重要，条文中说的"其色必黑者，宜抵当汤下之"，我认为这应该是倒装的表达方式，古代喜欢用倒装句。我们不能在临床上看到黑大便，反而去用抵当汤，这是不行的。大家千万要注意，如果大便黑，比如上消化道出血，你去用抵当汤，那就会出医疗事故的。

这里是说，遇到热结在下焦，膀胱蓄血证或者说少腹蓄血证这种情况，因为有瘀血，要用抵当汤来治疗，把瘀血排出来了，那么大便就会变黑，"其色必黑者"是这个意思。不是先有黑大便，然后用抵当汤；而是用了抵当汤，才会出现大便黑。大家千万要注意，这点非常重要。大家是临床医生，如果患者有胃出血，你用了抵当汤，会出医疗事故，那是不得了的。

所以学习第237条的时候，一定记住，我们是临床医生，用了抵当汤之后，出现大便黑，这是排出了下焦蓄血，解掉了血结膀胱这种情况。所谓的膀胱不是指现在解剖学中的膀胱，是指少腹，就是说，膀胱蓄血证其实就是少腹蓄血证，治疗方面不是走小便解瘀血，而是走大便，还是经肠道下解的方式排出瘀血。这点大家一定要记住，用了抵当汤才出现黑大便，而大便黑就不能直接用抵当汤。

【药证提示】
（1）大黄证：①腹满、腹痛；②谵语如狂。
（2）水蛭、虻虫、桃仁证：瘀血（活血化瘀）。

大承气汤

【原文】 阳明病，下之，心中懊憹而烦，胃中有燥屎者，宜大承气汤 ⓘ若有燥屎者，可攻，腹微满，初头硬，后必溏者，不可攻之。（238）

【解读】 第238条降了一格，不是原文，不过比较重要。我们一起来学习。

这一条就是说阳明病，本身就津液亏耗了，阳明病是津液比较匮乏的一种状态，然后下之，医生错误地用了下法，那么津液就更加亏虚了，出现了"心中懊憹而烦"，这其实就是栀子豉汤证。心中懊憹——栀子豉汤证。

胃中有燥屎者：这个胃指的是肠道，不是解剖意义的胃，胃里有燥屎是不可能的，所以这个胃指的是肠道，就是肠道中有燥屎。

当然只说了"胃中有燥屎"，没说其他的症状，结合后面的第241条可以看出，他应该是有"腹满""痛"，还有"谵语"之类的表现。

第241条：大下后，六七日不大便，烦不解，腹满痛者，此有燥屎也。所以然者，本有宿食故也，宜大承气汤。

这条把胃中有燥屎的一些具体症状，包括六七日不大便，都通过"胃中有燥屎"概括描述了。这种情况，宜大承气汤。

仲景把栀子豉汤证和大承气汤证摆在一起，其实就是告诉大家：虽说有心中懊憹而烦，但胃中有燥屎者，就是说几天不大便，或者有谵语、腹满身重，或腹痛这些表现，应该是先攻下，先用大承气汤，把燥屎拉出去之后，就解除了大承气汤证，没有了谵语、腹满、烦不解这些症状，再采用栀子豉汤治疗。

这条文字很简洁，"阳明病，下之，心中懊憹而烦，胃中有燥屎者，宜大承气汤"，提示我们在临床上，如果既有栀子豉汤证，又有大承气汤证，首先要用大承气汤，把燥屎拉出去，然后再来解决栀子豉汤证，解除心中懊憹而烦。我们要分清轻重缓急，这一条就是启示。

【原文】 大下后，六七日不大便，烦不解，腹满痛者，此有燥屎也（所以然者，本有宿食故也），宜大承气汤。（241）

【解读】 前面讲第238条时，就已经把第241条拿来做过对比。

这一条就是说阳明病，用了下法，但六七天都没有大便，说明这个下法是无效的。

烦不解：从第238条来看，应该是用了栀子豉汤，烦是没有解掉的。

反而出现了"腹满痛"，这是什么原因？因为有燥屎在肠中（胃中有燥屎），这要和第238条结合在一起来看。腹满是厚朴枳实证，这里的痛是大黄证，就像桂枝加芍药汤证是"腹满时痛"，桂枝加大黄汤证是"大实痛者"，大黄的药证是腹痛，这应该很好理解。

这一条也要跟第238条结合起来看、联系起来看。其实顺着条文也很好理解，就是说大下后，六七日不大便，即使烦不解有栀子豉汤证，用了栀子豉汤也没有解掉这个烦，这时也不可能再用栀子豉汤了。因为有腹满而痛，我们要把燥屎拉出去，要把它解掉。燥屎是芒硝证。这种情况，我们就选择大承气汤。

【药证提示】 大黄证：大实痛（腹痛）。

吴茱萸汤

【原文】 食谷欲吐者，属阳明也，吴茱萸汤主之（注得汤反剧者，属上焦也）。（243）

【解读】 这条就更简单了。

食谷欲吐者：吃完饭之后容易恶心，容易想吐，这就是吴茱萸证。另外，不喜欢吃冷东西，或吃了冷东西不舒服，也是吴茱萸证。

属阳明也：这个"阳明"不是阳明病的"阳明"，吴茱萸汤肯定不属于阳明病，他应该指的是胃肠系统的病属阳明。这里的阳明是指整个胃肠系统，胃肠系统这一类的疾病。大家千万注意，不要发现条文里面"食谷欲吐者，属阳明也"，就以为这是阳明病，阳明病用吴茱萸汤，不是这么回事。

吴茱萸汤的组成：吴茱萸一升，人参三两，生姜六两，大枣十二枚。

生姜用了六两，应该是吃东西之后想吐的症状很明显，就用了六两生姜，量非常大。

还有人参三两，可能是吃了东西之后，有心下痞硬，即心下比较痞坚（痞硬），这是条文没有说出来的，我们从药证可以反推。

这一条就是说吃了东西之后还想吐，吐得很厉害，这种情况我们就用吴茱萸汤。

【药证提示】 吴茱萸证：①食谷欲吐（吃完饭之后容易恶心）；②不喜食冷，或食冷不舒服。

调胃承气汤

【原文】 太阳病三日，发汗不解，蒸蒸发热者，属胃也，调胃承气汤主之。（248）

【解读】 太阳病，得了三日，通过汗法，"发汗不解"，却没有把太阳病给解掉，症状没有解除，然后出现了"蒸蒸发热"。

蒸蒸发热：这是阳明津液损伤的一个表现。"蒸蒸发热""潮热"这些都是阳明病的特点。他为什么会蒸蒸发热？是因为用了发汗的方法，发汗太多了，造成津液亏损，就转入阳明了。

这种情况，条文就说"属胃也"，这个胃同样指的是肠道，因为肠道干燥。

不过，从整个《伤寒论》条文内容来看，这些解释的成分估计都是后人加的。因为仲景只是平铺直叙地把症状描述出来，他不会去评论，就是说叙而不论，包括"食谷欲吐，属阳明也"，这个"属阳明也"也应该是后人加的。因为仲景的条文模式，一般是"食谷欲吐者，吴茱萸汤主之"，他不会评论属于胃肠系统的原因。

这条也一样，"蒸蒸发热者，属胃也"，这个"属胃也"估计也是后人加的，应该是"太阳病三日，发汗不解，蒸蒸发热者，调胃承气汤主之"。仲景不会进行评论的。不过我们知道这个意思，就是用了发汗的方法，导致津液亏损，然后就转入了阳明，出现肠道干燥这种情况，我们就用调胃承气汤。

调胃承气汤：大黄四两，芒硝半升，炙甘草二两。

这种情况说明大便是难的（排便难），所以大黄用了四两；芒硝有半升，说明大便还比较干，比较燥结；炙甘草二两，表示津液有亏损，炙甘草是要固护津液的。

当然也有人解释炙甘草在这里的作用是缓急止痛，同时缓解大黄和芒硝的药性。不过根据我对调胃承气汤的理解，是因为肠道干燥出现了燥屎，大便难，说明津液亏虚，津液亏耗很严重，不能下之太重，所以用炙甘草固护津液。这里的芒硝软化大便，通过大黄推动大便排出去，这是我对调胃承气汤的理解和解读。炙甘草我认为还是起到固护津液的作用。

【药证提示】

（1）大黄证：大便难。

（2）芒硝证：便干，结燥。

（3）炙甘草证：固护津液。

茵陈蒿汤

【原文】 伤寒七八日，身黄如橘子色，小便不利，腹微满者，茵陈蒿汤主之。（260）

【解读】 伤寒七八天之后，患者出现了身黄如橘子色，黄得很鲜明，就像我们上学时老师教的叫阳黄，说是身黄如橘子色，色很鲜艳。

小便不利：小便少、小便难都属于小便不利。不过我认为这里的小便不利应该是小便少而且黄。

腹微满：这是阳明病的表现，有腹满（腹微满）。

这条告诉大家，身黄如橘子色，即黄得很鲜艳的阳黄，这种情况采用茵陈蒿汤治疗。

从茵陈蒿汤的组成可以知道，这里的小便不利是大黄证。茵陈蒿汤证有小便不利，对应的药证是大黄证。大家要多多体会大黄的药证，它不单是大便难，还有谵语的药证，还有一个很重要的药证就是小便不利（小便黄），大黄的药证是很明显的。

身黄如橘子色这个阳黄，我们用茵陈蒿汤。但有一种阴黄，是蜡黄的，感觉像贫血貌一样的黄，我们临床上一般就用柴胡加龙骨牡蛎汤，或者大承气汤，都是有机会的。柴胡加龙骨牡蛎汤治疗血气流溢造成的蜡黄；《伤寒论》第111条中"两阳相熏灼，其身发黄"就是蜡黄，是大承气汤证。但身黄如橘子色的情况，就要用茵陈蒿汤。这是临床上使用时的一些区别。阴黄和阳黄、蜡黄和黄如橘子色的用法是不一样的。

【药证提示】 大黄证：①大便难；②谵语；③小便不利（小便黄）。

栀子柏皮汤

【原文】 伤寒，身黄发热者，栀子柏皮汤主之。（261）

肥栀子（擘）十五个　甘草（炙）一两　黄柏二两

上三味，以水四升，煮取一升半，去滓，分温再服。

【解读】 这个条文也很简单，就是说，有伤寒，有身黄。前面讲过，伤寒有外证，汗出不畅，就可以发黄；汗出很多，就不会发黄。

这个条文，因伤寒外证没有解除，汗出不畅，出现了发黄。

发热者：这里的发热，就是说不恶寒只发热，就进入阳明了。

身黄发热之后，我认为应该有隐藏的条文内容。从栀子柏皮汤的药物组成可以看出，应该有烦躁，栀子证有烦躁，或有"心中懊恼"这些症状。另外，应该是无腹满，因为这里没有用大黄这些，应该没有谵语，没有腹满，也没有燥屎，应该是排除大承气汤证，并且排除茵陈蒿汤证，要排除这些才选择栀子柏皮汤主之。

这条叙述太简单了，如果不把隐藏的条文症状理解出来，那我们完全有可能去选择大承气汤，也有可能选择茵陈蒿汤。

为什么是用栀子柏皮汤？有"心中懊恼，烦躁"，没有"腹满，谵语""大便六七日不下""胃中有燥屎五六枚"这些状况，这种情况才选用栀子柏皮汤。

栀子柏皮汤的组成：肥栀子十五个，栀子的用量在《伤寒论》中是用得大的，十五个而且是肥栀子，即比较大的栀子，那说明应该有"烦"的表现；黄柏二两，黄柏的药证应该属于湿热瘀滞的黄；炙甘草一两，用得少。

临床上用栀子柏皮汤的时候，没有燥屎内结，没有谵语，有一点烦，栀子柏皮汤应该是有烦躁的，因为栀子用了十五个，而且是肥栀子十五个。临床上，如果身黄，还有发热，不恶寒，还很烦躁，这种情况就可以选择栀子柏皮汤。

【药证提示】

（1）黄柏证：湿热瘀滞的黄。

（2）栀子证：①烦躁；②心中懊恼。

少阳病提纲证

【原文】 少阳之为病，口苦，咽干，目眩也。（263）

【解读】 这一条，我们在解读的时候，可能和平时大家所接触到的学术观点有一些差异，但是没关系的，求同存异。我们学《伤寒论》条文的目的是把理解应用到临床中去，能否解除患者痛苦才是检验的标准。这是我们学习《伤寒论》最重要的目的，并不是为了追求玄妙的理论。

第 263 条其实就是少阳病的提纲证，这个提纲证非常简洁。

少阳之为病，首先就是口苦。为什么会口苦？单纯从药证来讲，口苦就是黄芩证，黄芩证就是口苦。至于少阳病为什么会口苦？从字面理解，阳就指的是津液，少［shào］阳就是少［shǎo］阳，就是局部的津液比较少，这个口苦就是津液少的一个表现，这是我的理解。至于为什么口苦是津液少，我们也不太去探究了，反正其符合的药证就是黄芩证（在少阳的状态下，符合的药证就是黄芩证）。

咽干，这里就更加明显了，这是咽部的津液匮乏的表现。第 29 条的"咽中干"，用甘草干姜汤"以复其阳"，这个阳就指的是津液，所以咽干其实就是甘草干姜汤证。大家记住，不是用小柴胡汤来解决咽干，是用甘草干姜汤来治这个咽干。如果只有一点点干，不是很干，那么小柴胡汤可不可以用？

答案是可以的。因为小柴胡汤里面有生姜，它也可以生津液，当然肯定没有干姜厉害。咽中干很明显、很厉害的，那就是甘草干姜汤证。

目眩：起则头眩，这个头昏、头晕都是目眩的表现。为什么要把目眩也放在少阳提纲这里？我们已经讲了，目眩、头晕就是津液不是很充沛的情况下，欲解外的一种表现。

当津液很充沛的时候，他就不是头晕，他是头痛，比如麻黄汤、葛根汤，津液很充沛，他要想从皮肤冲出去，解的方式是通过上解的状态，这种情况就是津液充沛的太阳病，那么就是头痛。

而津液比较匮乏了，那么就是少〔shǎo〕阳状态，就是少阳病，那么他解的模式就不是上解了，而是以茯苓白术下解的模式。因为上解他没有这么多津液资源来提供他外解、汗解，只有通过下解的模式，以茯苓白术下解。

随其条文知道：少阳不可下，少阳不可汗，就是少〔shǎo〕阳的状态，不能够用下法，也不能用汗法，那么只有用茯苓白术下解。所以我们常常治疗头晕的茯苓白术剂，如苓桂术甘汤，包括带有点腹痛的真武汤，这些都是带茯苓白术下解的模式。

第263条短短的几个字，相当于从方证的角度来讲，我们把他分解出三个方向。

口苦，比如说小柴胡汤证肯定是可以口苦的；咽干，如果干得比较厉害，就是甘草干姜汤。虽然他是划在这个少阳病提纲证里面的，但他咽干有咽干的治疗方法，口苦有口苦的治疗方法。目眩就提示走下解模式，比如苓桂术甘汤证、真武汤证这些就有目眩。茯苓白术剂，一般用在少〔shǎo〕阳的状态下，所以有老师也把这个茯苓白术剂归在少阳里面，就是少津液的状态下，这个是有一定道理的。

还有，我们不要说从津液上，就是从头晕目眩是茯苓白术证的条文上来看，如《伤寒论》中苓桂术甘汤的条文，"伤寒，若吐，若下后，心下逆满，气上冲胸，起则头眩"，这也是用了汗法、吐法、下法之后，津液少了，处于少〔shǎo〕阳的状态了，这个时候就会出现起则头眩，这种情况就用苓桂术甘汤。

还有真武汤的条文，"太阳病发汗，汗出不解，其人仍发热，心下悸，头眩，身瞤动，振振欲擗地"，这些都是头昏目眩的表现，也是用的下解的模式（茯苓白术，真武汤）。他没有用葛根汤之类来解。比如，仍然是太阳病，发汗过后，汗出不解，给你来一个麻黄汤、葛根汤，这是上解的模式，他是不可能这样做的。这个时候就用下解的模式，就是用茯苓白术剂，真武汤也是茯苓白术剂的一个代表方。

简单点说，头痛就是在太阳这个津液很充足的情况下，寻求上解的一种模式。学经方的都应该很明白，太阳病津液充沛的，脉浮紧。那头晕就是少［shǎo］阳了，少阳病少［shǎo］阳了，津亏了，就用茯苓白术下解。

为什么要多啰唆一点，就是希望大家就这个提纲证，好好地去参悟一下，并不是很简单的"少阳之为病，口苦，咽干，目眩也"，直接就用小柴胡汤，这是错误的，这在临床上你会收不到效果的。

还有，少阳指的是一种津液状态，这跟小柴胡汤证是两码事，这个非常重要。小柴胡汤证，主要是以部位为主的，以胸胁苦满为主的，胸胁这个部位，或者说按照胡希恕先生伤寒的体系，属于半表半里证。我们从经方方证，有"往来寒热、胸胁苦满、默默不欲饮食、心烦喜呕"四大主症，这就是小柴胡汤证的柴胡证，这指的是部位和胸胁一类的症状。

少阳，指的是津液的状态，就是津液比较少。不要把少阳病等同于小柴胡汤。如果是这样，那么少阳病你就学不好，这个非常重要。

【药证提示】 黄芩证：口苦。

小柴胡汤

【原文】 本太阳病不解，转入少阳者，胁下硬满，干呕不能食，往来寒热，尚未吐下，脉沉紧者，与小柴胡汤。（266）

若已吐下、发汗、温针，谵语，柴胡证罢，此为坏病注知犯何逆，以法治之。（267）

【解读】 这两条是什么意思？

本太阳病不解：本来是太阳病不解，为什么不解？是用了汗法没有解掉，就是本太阳病不解。

转入少阳者：然后就转入了少阳。因为用了汗法没解掉，津液有损伤了，就转入这个少阳的状态了。

胁下硬满：这是柴胡证。

干呕不能食：干呕——生姜证、半夏证。呕，得加生姜、半夏。不能食——人参证。生姜也可以帮助改善食欲。其实不能食，吃了之后胃胀，或心下痞硬，就是人参证。不想吃还有生姜证，这里的不能食应该是人参证。

往来寒热：就是柴胡证，这是非常确切的。

尚未吐下：还没有用吐法，也没有用下法。

脉沉紧者：这里的脉沉紧，是指津液还没有损伤，脉还紧，是指脉还比较有力。脉紧：胡希恕先生解释说，就像叶子烟裹得很紧，就是脉紧。伤寒脉象之脉浮紧，就是津液比较充沛；脉浮缓这个缓，就像叶子烟裹得比较松，按上去没多少劲。脉沉紧者，表示还有津液，津液没受到什么损伤。

这种情况，就用小柴胡汤。

通过药证分析，已经出来了小柴胡汤证。胁下硬满是柴胡证，干呕是生姜、半夏证，不能食有人参证，喜呕、往来寒热是柴胡证。脉沉紧，表示还有一些津液，津液损伤不是很严重，当然少［shǎo］阳的状态肯定是有的，为什么呢？因为太阳病用了汗法不解，所以用小柴胡汤。

接下来第267条的"若已吐下、发汗、温针"，那么津液就损伤了。用了吐法，又用了下法，还用了发汗。古人发汗一般是用麻黄剂，还不够，还要用温针，用温针发汗，津液损伤就很严重了，就不是少［shǎo］阳的状态了，不是津液有一点点匮乏，那么就是阳明了。为什么就是阳明了？

你看接下来他就出现了谵语，谵语就是典型的阳明病表现，已经是承气汤证了。他不是简简单单地损伤一点津液，而是损伤了很多津液。进入阳明了，就是说津液已经很少了，出现了谵语，那么这个情况，柴胡证就已经没有了。

他这里的"柴胡证罢"，不单纯说的是少［shǎo］阳的意思，就是说，因为已经出现阳明了，不用说，津液已严重损伤，肯定跟少阳是不一样的了。"柴胡证罢"指的是已经没有前面第266条说的胁下硬满这些柴胡证了，病位已经不在胸胁这个部位了，已经到了肠道。为什么呢？因为出现了谵语。

谵语，一般是肠中有燥屎，他才会出现谵语。这个谵语其实就代表已经有大便不通，就是说肠道里面有燥屎，燥屎内结。这种情况就叫坏病。坏病怎么办？坏病就"知犯何逆，以法治之"。

第267条也说了，已经有谵语了，有什么办法治？那就用承气汤。大承气汤可以，调胃承气汤也可以。看大便的情况，是几天没有解大便，有没有大便卡在肠道里面。如果五六日、六七日不大便，那直接就用大承气汤。

知犯何逆，以法治之：这是后人的注解，我很认同。其实是说根据具体的症状反应，采用对应的方证，就这么简单。

第266条、267条讲完，康平本《伤寒论》的整个三阳病就学完了。通过学习，大家都知道三阳病的三个津液状态。

太阳病：津液是非常充足的，是完整的津液，没有受到损伤，所以太阳病抗病，一般是通过汗解的方式（上解的模式）。

少阳病：津液有一定的损伤，有一定的匮乏。比如出现咽中干，这也是津液匮乏的表现；包括口苦，估计也是津液比较少的缘故。

阳明病：津液匮乏更严重，局部的津液就非常匮乏。比如肠道的津液匮乏，就会出现肠中燥屎，不大便，还有谵语。白虎汤证也有津液匮乏的口渴，仲景用"渴"代表阳明，渴也是津液很匮乏的表现，饮水自救。

这三种状态，代表的是三阳的津液状态，大家要好好理解。

【药证提示】

（1）柴胡证：①胁下硬满；②往来寒热。

（2）人参证：不欲食。

（3）生姜证：呕。

（4）半夏证：呕。

辨太阴病

太阴病提纲证

【原文】 太阴之为病，腹满而吐，食不下，自利益甚，时腹自痛。若下之，必胸下结硬。（273）

【解读】 这是太阴病的提纲证，感觉好像桂枝加芍药汤证的条文，感觉这个提纲证没有完全代表太阴病的症状，对太阴病的描述不是很完整。

太阴之为病，腹满而吐，有腹满，又想吐。食不下，吃东西吃不下。自利益甚，腹泻拉肚子非常厉害。有时候腹部疼痛。如用下法，就会出现胸下的结硬。

这个条文跟桂枝加芍药汤非常接近。桂枝加芍药汤的条文："本太阳病，医反下之，因尔腹满时痛者，桂枝加芍药汤主之。大实痛者，桂枝加大黄汤主之。"条文中也有腹满时痛，这跟太阴病的提纲证非常接近。

提纲证有"腹满而吐"，呕吐是生姜、半夏证；"时腹自痛"，有腹痛的表现。这感觉有点像黄连汤的一部分方证，有呕吐（半夏、生姜证）、腹痛（黄连证）、食不下（人参证），黄连汤里有人参，感觉也有点相似的地方。

这个提纲证，感觉不像整个太阴病概括的提纲挈领的东西，倒感觉像在临床上叙述方证一样。我们还是要按照具体的经方来用，这才是最重要的。这个提纲证，理解一下就行了。

【药证提示】

（1）生姜证、半夏证：呕吐。

（2）黄连证：腹痛。

（3）人参证：食不下。

桂枝加芍药汤，桂枝加大黄汤

【原文】 本太阳病，医反下之，因尔腹满时痛者（属太阴也），桂枝加芍药汤主之。大实痛者，桂枝加大黄汤主之。（279）

桂枝加芍药汤方

桂枝三两（去皮） 芍药六两 甘草二两（炙） 大枣十二枚（擘） 生姜三两（切）

上五味，以水七升，煮取三升，去滓，温分三服 注 本云，桂枝汤，今加芍药。

桂枝加大黄汤方

桂枝三两 大黄二两 芍药六两 生姜三两（切） 甘草二两（炙） 大枣十二枚（擘）

上六味，以水七升，煮取三升，去滓。温服一升，日三服。

【解读】 本身是太阳病，医生用了下法，就出现了腹满时痛。腹满和时痛，在这里都是芍药证。这种情况用什么？就用桂枝加芍药汤主之。

大实痛者，桂枝加大黄汤主之。大实痛，一方面可理解为疼痛程度比较重；另一方面就是痛的时间比较长。我更偏向于一直不停地痛，而且痛的部位比较宽泛一点，我认为这是桂枝加大黄汤主之。

桂枝加芍药汤，其实就是桂枝汤把芍药的量加倍了。通篇桂枝汤都没有说腹痛的方证，为什么桂枝汤不能止痛？为什么桂枝加芍药汤可以止痛？

桂枝汤里桂枝三两、芍药三两，其实芍药纯粹是为了减少桂枝发汗损伤胃津的副作用而用的。把芍药加成六两，止痛的效果就明显了，因为芍药已经超过桂枝的用量了。

芍药是不是要六两才能够止痛？不是的，在没有桂枝的情况下，哪怕芍药只有二两，也有止痛的效果。比如黄芩汤就没有桂枝，芍药用二两同样可以止痛。黄芩汤证是腹痛、腹泻。

桂枝加芍药汤，为什么要用六两芍药？是因为方中桂枝有三两。这个大家都应该明白的。

芍药止痛对于小腹和胃脘痛都有效，但这种疼痛相对轻微一些。当疼痛的时间长、疼痛的部位宽泛一点的时候，就用桂枝加芍药汤再加大黄，就叫桂枝加大黄汤。这就说明大黄止痛的范围要宽泛一些，而且是疼痛时间长的，即大黄的止痛作用要比白芍强一些。

对第 279 条，我发散延伸一点来讲，因为临床上使用比较多。

第 279 条没有提到"下利"，只提到"腹满时痛"或者"大实痛"，但临床上，像这种腹满而腹痛的状况，往往会有下利，一痛就会想拉大便。临床上，不要只想到腹满时痛，那下利怎么办？下利也可以用这两个方子。就是下利、腹痛、腹满可以用桂枝加芍药汤。如果痛的时间很长，不是偶尔痛，痛的范围比较广（包括小腹这些部位都痛），这种情况，我们就要用桂枝加大黄汤。

从药物组成、药证角度去解读桂枝加芍药汤或桂枝加大黄汤，患者应该有汗出，因为方中有桂枝，而且还用到三两，用量还不小。临床上，见到腹痛得汗都出来了，或者腹痛时手或足或手足都很冰冷，即腹痛时见肢冷，这些情况，我们都可以用桂枝加芍药汤或者桂枝加大黄汤。

临床上，如果手足不冷，也没有什么汗出，就是腹痛、下利，手足是热的，或者说脸红扑扑的（面红的），这种面热的情况，我们就不能用桂枝加芍药汤或桂枝加大黄汤，应该用黄芩汤。很明显的，手足温、面热——黄芩证；腹痛——黄芩汤里面有芍药。

如果手足热，面热，下利腹痛，还出现了呕吐，用什么？肯定是黄芩加半夏生姜汤了。把生姜、半夏加上去就好了。这些药证我们已经讲过很多次了。

当然，相对应的，我们讲到腹痛腹泻，如果只是下利、不腹痛，那就要分情况了。

如果没有腹中雷鸣，只下利而不腹痛，就用人参汤或桂枝人参汤。桂枝人参汤治疗协热而利，利下不止。桂枝人参汤或理中汤（人参汤）、理中丸，这些方证没有腹中雷鸣，也不腹痛，只是下利。

那相对应的，不腹痛，但下利，同时有腹中雷鸣，这种情况用什么？那就用三个泻心汤。生姜泻心汤、甘草泻心汤、半夏泻心汤里都有半夏，所以可以有腹中雷鸣。它们的黄连量不大，就不是腹痛，只是心下痞或呕吐。

三大泻心汤的用法如下。

只是便溏，想吐，心下痞，就用半夏泻心汤。

嗳腐吞酸，下利稍微厉害一点，腹中雷鸣，就用生姜泻心汤。

下利不止，下利日数十行，同时也有心下痞，有呕吐，这种就用甘草泻心汤。

还有一种情况，既有腹痛又有腹中雷鸣，这种下利用什么？那就用黄连汤。黄连汤里面有半夏，腹中雷鸣就是半夏证。腹痛，"胸中有热，胃里有邪气，腹中痛，黄连汤主之"，这个腹痛就不用说了，肯定是可以用黄连汤的。

还有一个，有呕吐，有腹中雷鸣的，就是附子粳米汤证。腹中雷鸣、呕吐、腹痛，附子粳米汤也可以用。

第279条非常重要，条文相对应的、延伸出来的这些东西，都是临床上常常用到的，大家可以细细地品味。

第279条以及相关联的三个泻心汤、黄芩汤、黄连汤，还有人参汤、桂枝人参汤、附子粳米汤，大家都可以慢慢去体会，这些都是临床上常用的，如果方证对应，绝对效如桴鼓。

【药证提示】

（1）黄芩证：手足温，面热。

（2）桂枝证：汗出，手足凉。

（3）半夏、生姜证：呕吐。

（4）半夏证：腹中雷鸣。

（5）芍药证：腹满时痛。

（6）大黄证：大实痛。

辨少阴病

少阴病提纲证

【原文】 少阴之为病，脉微细，但欲寐也。（281）

【解读】 这个少阴病的提纲证写得非常好，把少阴病的特点已经说出来了。

少阴病，脉是微的，因为少阴就是体能比较低下的，脉微是附子证。脉细可以是当归证，少阴病用当归的好像也不多，当归证的当归四逆汤可不可以归在少阴病里面？我觉得也可以。反正都是体能低下的，当归四逆汤也是体能低下的。

脉微细：脉微是附子证；脉细是当归证，这个细，我觉得阿胶证也是可以的，阿胶不单是止血，也有补血的作用。

但欲寐：比如老年人，80岁之后，老是想打瞌睡，即使晚上睡觉睡得好，白天还是想睡觉，随时看到他在打瞌睡，这就是附子证。但欲寐跟平时晚上没睡好觉，白天打瞌睡，这是不一样的。但欲寐是晚上即使睡觉睡好了，白天还是想睡觉，感觉随时坐在那里，他都可以打瞌睡。这是因为体能太低下了，是少阴的表现，对应附子证。

"阴"怎么理解，确实一句话也说不清楚。我的理解：阴是指一种机能和一种体能。日本的汉方家通过临床研究发现，大部分小孩和老年人感冒了，以少阴病偏多。回过来看这个研究成果，我们来分析，为什么小孩子和老年人感冒很容易是少阴病呢？因为小孩子发育还不好，老年人已经很衰老了，那他们是不是就体能比较差？是不是从另外一个角度也提示，老年人和小孩子，他们都是少阴状态，就是体能比较低下的状态。所以把"阴"理解成体能低下，应该也有一定的道理。

少阴对应的药物，比如附子，是不是可以补充少阴？还有阿胶、当归这些。我们说当归四逆汤，他应该是属于厥阴，他也是属于体能比较低下的。

少阴病跟三阳病是不矛盾的，不是割裂开的，不是说三阳病的症状，而是说三阳病的津液状态和少阴是不能割裂开的。少阴病就是体能低下，同时他也会面对津液的三个状态。比如太阳病，津液是比较充沛的；但是体能低下的这种情况对应的，比如麻黄附子细辛汤、麻黄附子甘草汤，他为什么用麻黄？就说明他的津液还是够的，津液是充足的。如果津液不足，不可能用麻黄。用麻黄的时候一定是津液充足的。但他体能低下，肯定就要把少阴、把阴补起来，所以就要用这个附子。麻黄附子细辛汤、麻黄附子甘草汤都有附子。少阴病含太阳病的一个状态，就是麻黄附子细辛汤这一类方子。

那么少［shǎo］阳的状态下又是少阴，这种情况你怎么理解？

少阴是体能低下，但津液也比较匮乏的，少阳，就是津液相对比较匮乏，差一点津液的，你看真武汤，真武汤就是下解的模式了，就不是上解。真武汤跟麻黄附子细辛汤不一样，不能发汗，他就走下解，用茯苓白术。由于体能低下，他就用附子补充体能。真武汤中有附子、芍药、茯苓、白术、生姜，生姜也是补充津液的。干姜补充津液，生姜也有一定的补充津液的作用，只不过没有干姜补充津液厉害。而且走下解的模式，损伤津液就没有上解模式这么强。用麻黄剂，津液损伤肯定比较厉害一些。真武汤，就是少［shǎo］阳的状态，已经有头昏了，头晕振振欲擗地，这种情况走下解，就用茯苓白术。我们说的少阳，不要跟小柴胡汤混在一起，就是津液比较少的状态，然后又体能低下的，就是真武汤。少阴的状态体能低下。

还有一个津液状态就是阳明，就是局部的津液匮乏得太多了，比如肠道已经没什么津液了。举一个例子，桃花汤，少阴病的，他下利脓血。为什么会下利脓血？就是因为没有津液了，没有津液就用血来补。拉出来的不是津液，拉的是血。所以桃花汤的药物组成：大量赤石脂来固涩，就不让你拉了；还有干姜、粳米，干姜是补充少阳津液的，粳米是补充阳明津液的。

同时少阴病也有几个状态：太阳状态、少［shǎo］阳状态、阳明状态。所以学习少阴病的时候，不要孤立起来，不要与津液状态割裂开。

我之所以特别啰唆地把这三种状态，甚至把对应的经方，给大家罗列出来，就是告诉大家：少阴病和三阳的状态是联系在一起的，是不可分割的。

另外顺便说一下，少阴病篇是提到咽痛最多的一篇。太阳病、少阳病、阳明病很少提到咽痛。我们在少阴咽痛的时候，比较少用到桂枝。我特别讲一下桂枝这个药。

在临床上，咽痛我一般不用桂枝。有人就问，半夏散及汤，为什么有桂枝？

我觉得在《伤寒论》里面，说咽痛没有提到带桂枝方的。甘草汤也好，桔梗汤也好，苦酒汤也好，都是不带桂枝的。还有汉方家，他们治咽痛一般也不用桂枝。日本汉方家藤平健，治疗少阴咽痛，他非常喜欢用麻黄附子细辛汤；大塚敬节，他就用越婢汤。他们治少阴咽痛都没有用桂枝，因为桂枝有损伤津液的作用。

我说少阴咽痛尽量不用桂枝，也不是叫大家不能用。你用了带桂枝的方药，比如半夏散及汤，有可能加重疼痛，你辨得不是很准确的时候，为什么要冒这个风险？有这么多选择为什么一定要选半夏散及汤呢？

麻黄附子细辛汤治疗少阴咽痛绝对可靠，新冠期间我时常用到这个方子，治疗少阴咽痛的效果的确非常明显，越婢汤用上去疗效也是很明显的。其实咽痛用带麻黄的经方，效果也蛮不错的。这些大家也要在临床上多验证。

为什么带麻黄的经方对咽痛的效果不错？

麻黄治诸痛。麻黄汤：头痛、身痛、骨节疼痛、腰痛，只要肌肉或表皮疼痛或瘙痒，都是可以用麻黄的，麻黄管得很宽。咽喉部也属于表的一部分，胡希恕先生把这些腔隙性的东西归为半表半里，不在表，又不在里，在半表半里。但我把咽喉裸露的地方归在表，我指的是药证的部位归在表。这个麻黄用上去，确实效果是很快的。不管是麻黄附子细辛汤还是越婢汤，这些都是有麻黄的，效果确实是可靠的。希望对大家也有帮助。

【药证提示】

（1）麻黄证：肌肉表皮诸痛痒（头痛、身痛、骨痛、腰痛，或瘙痒）。

（2）阿胶证：①止血；②补血；③脉细。

麻黄细辛附子汤

【原文】 少阴病，始得之，反发热，脉沉者，麻黄细辛附子汤主之。（301）

麻黄细辛附子汤方

麻黄（去节）二两　细辛二两　附子（炮，去皮，破八片）一枚

上三味，以水一斗，先煮麻黄，减二升，去上沫，内诸药，煮取三升，去滓，温服一升，日三服。

【解读】 这一条，就是说刚好得了少阴病的时候，本来少阴病是应该不发热的（因为体能低下），这里是反发热，反而出现了发热的情况，就是有想从表解的这个模式，身体想从上解（表解），但脉是沉的，是有水饮的，这种情况就用麻黄细辛附子汤。

条文只说了"少阴病，始得之，反发热"，没有写其他症状。但从药物组成上分析，他有许多隐藏的症状。比如，细辛主心下水气。从小青龙汤也可以看到，小青龙汤证也是心下有水气。

这个患者有可能是体能低下的人得了感冒，本身是不发热的，但是现在反而发热了，脉是沉的，估计心下有振水声（胃有振水声）。附子是提升少阴机能的（反复讲附子提升少阴体能），这种情况就可以选择麻黄细辛附子汤。

细辛，有治心下水气（胃有振水声）的药证，同样的，还有白术，白术也有心下水气这个药证。

细辛主心下水气的药证：一个是麻黄细辛附子汤；还有就是小青龙汤，小青龙汤条文里面已写"心下有水气"。

白术证治疗心下有水气：比如桂枝去桂加茯苓白术汤，他的条文是"心下满，微痛"，心下满就是"心下有水气"；苓桂术甘汤之"心下逆满，气上冲胸"，那个"心下逆满"也是"心下有水气"；还有真武汤之"心下悸，头

眩，身𥆧动"，这个"心下悸"也是属于"心下有水气"的表现。

到底该用带细辛的方子，还是带白术的方子？我们要根据其他相应症状做出选择。

麻黄附子细辛汤与第302条的麻黄附子甘草汤的煎煮方法不一样，他阐述的是另外的道理，是有区别的。

麻黄细辛附子汤的组成：麻黄二两，细辛二两，炮附子一枚。

煎煮法：用水一斗，先煮麻黄，减掉两升，是煮了一会儿的时间，再去上沫，内诸药，煮取三升，然后去渣，温服一升。一天是服三次的。

麻黄附子甘草汤的煎煮法：煮麻黄，只煮一两沸。这是有区别的。第302条的煮法，我们待会再说。

【药证提示】

（1）附子证：提升少阴机能。

（2）细辛证：①主心下水气（如麻黄附子细辛汤、小青龙汤）；②肢冷（水饮所致之肢冷）。

（3）白术证：心下有水气。

麻黄附子甘草汤

【原文】 少阴病，得之二三日，麻黄附子甘草汤，微发汗 注以二三日无里证，故微发汗也。（302）

麻黄附子甘草汤方

麻黄（去节）二两　甘草（炙）二两　附子（炮，去皮，破八片）一枚

上三味，以水七升，先煮麻黄一两沸，去上沫，内诸药，煮取三升，去滓，温服一升，日三服。

【解读】 少阴病，两三天之后，就用麻黄附子甘草汤微发汗，就是轻微地发汗。条文直接告诉大家，微发汗。所以我们说从煎煮法就可以看出两个方子的治疗方向和手段是有差异的。

麻黄附子甘草汤的组成：麻黄二两，炙甘草二两，附子一枚。

方中没有细辛，说明没有"心下有水气"。隐藏的条文里面，应该肢冷没

有麻黄附子细辛汤严重，因为水饮造成的肢冷是细辛证。心下没有水气或肢冷没有那么严重，这是麻黄附子甘草汤和麻黄附子细辛汤的区别之一。

麻黄附子甘草汤的煎煮法：上三味，以水七升，先煮麻黄一两沸（只煎煮了很少的一小会儿），去上沫，内诸药，煮取三升，去渣，服取一升，日三服。

麻黄只煮了一两沸，煮的时间很短，就是说虽然麻黄的用量都是二两，但其发汗作用明显要小很多。

从煎煮法可以看出，麻黄附子甘草汤的发汗是没有麻黄附子细辛汤厉害的。

另外说明，这个表证没有麻黄附子细辛汤那么严重；还有，因为没有细辛，就没有心下水气，肢冷也没有那么重。

第 301 条和 302 条，两条都是汗法。不要说第 301 条的麻黄附子细辛汤，就是第 302 条的麻黄附子甘草汤，条文直接就说的是微发汗，都是通过汗法的这种方式。那就说明：麻黄附子细辛汤和麻黄附子甘草汤都属于少阴表证，只有表证才用汗法，这个区别应该是非常清晰的。这两条都是带表证的，这个大家也是非常明白的。

少阴病，总体来说是体能比较低下、机能沉衰的。所以在治疗老年人的感冒，还有小孩子的感冒时，他们都体能比较低下，用到少阴病的方要多一点。

日本的汉方研究表明，老年人和小孩子的感冒，少阴表现比较明显，而且比例比较大。临床上看到一些年龄比较大一点的人，或者是小孩子，只要他们有脉微，或者脉沉，比较弱，体能比较低下，这种情况都可以考虑用麻黄附子甘草汤和麻黄附子细辛汤来治疗表证。

黄连阿胶汤

【原文】少阴病，得之二三日以上，心中烦，不得卧者，黄连阿胶汤主之。（303）

黄连阿胶汤方
黄连四两　黄芩二两　芍药二两　鸡子黄二枚　阿胶三两

上五味，以水六升，先煮三物，取二升，去滓，内胶烊尽，小冷，内鸡子黄，搅令相得，温服七合，日三服。

【解读】 这一条，虽然说的是少阴病，但我们习惯了寒热的观念，感觉这不是少阴病，反而像阳明病一样。这个我们不过多地争执。

仲景把这一条放在少阴病条文里面，肯定是有道理的。如果总是觉得少阴、太阴都一定是属于阴寒的病，那可能你就想不通这一条。如果你从体能、血气方面去理解，那这个病还是属于沉衰的，所以有人说他是少阴热化证，有人是这样理解的。

先忠实于原文：少阴病得了两三天以上，然后出现了心中烦，不得卧，就是不能睡觉，包括失眠，或入睡困难，这些都属于不得卧的范畴。

从药物组成看条文，里面应该有隐藏的一些症状。为什么呢？因为仅凭"少阴病，得之二三日以上，心中烦，不得卧者，黄连阿胶汤主之"，这个抓手就不是很充分。

心中烦不得卧：栀子豉汤也是心烦不得卧；虚劳虚烦不得卧的酸枣仁汤也是。怎么找他的抓手，对于临床医生非常重要。

首先看药物组成：黄连四两（用量比较大），黄芩二两，芍药二两，鸡子黄二枚，阿胶三两。

黄连用到了四两，这个少阴病心中烦、不得眠的情况，他还有可能隐藏了腹痛这个症状。我们在学习黄连汤的时候，特别讲了一下黄连汤和半夏泻心汤的区别，就是加大了黄连的量，去掉黄芩又加了桂枝，这就是黄连汤。黄连汤主痛，就可以治疗胃痛、腹痛。这里（黄连阿胶汤）的黄连四两，我们可以推测，这个心烦不得眠（心中烦不得卧），还有可能隐藏有腹痛。

黄芩二两：条文对应的心中烦，是黄芩证。

芍药二两：在没有桂枝的情况下，芍药二两是可以止腹痛的。从芍药二两来看，更加证实推测——可能心中烦不得卧的人，还有腹痛表现。

阿胶三两：它补充少阴体能，是在血气方面的体能，不是大家认为的阴寒方面，像附子一样的，它也是补充体能的，包括当归这些，都是补充少阴体能的。

鸡子黄：就不用说了，大家都知道是补益的东西。

我们如果纯粹从条文上看，可能抓手就少一点。临床上，碰到机能比较沉衰，可能有点腹痛，心中很烦，入睡很困难，这种情况我们就可以选择黄连阿胶汤。

其实黄连阿胶汤也是治疗失眠非常常用的经方。如果抓手不对，可能用起来就没有效果，抓手非常重要。就好像我讲酸枣仁汤的时候，大家都知道酸枣仁安眠，养心安神。抓手就是：凡是虚烦不得眠，口干舌燥（里面有知母），有点头痛（里面有川芎），这种情况下用酸枣仁汤治疗失眠，那就效如桴鼓。这个抓手是非常重要的，药证可以帮助我们寻找抓手。

【药证提示】

（1）黄连证：腹痛（重用）。

（2）黄芩证：心烦。

（3）芍药证：腹痛腹满。

附子汤

【原文】 少阴病，得之一二日，口中和，其背恶寒者，附子汤主之。（304）

附子汤方

附子（炮，去皮，破八片）二枚　茯苓三两　人参二两　白术四两　芍药三两

上五味，以水八升，煮取三升，去滓，温服一升，日三服。

【解读】 第304条是说少阴病，得了一两天之后。少阴病传变是很快的，少阴病的时间，几条都写得非常紧凑，"得之二三日"或"得之二三日以上"，这一条是"少阴病，得之一二日"。因为体能低下的人，抗病能力不行，所以传变很快，病情发展很迅速。这一条的少阴病得了一两天，然后口中和，不口干就是口中和，即不想喝水，不口渴。

接下来就是"其背恶寒者，附子汤主之"，为什么在前面冠一个"口中和"？因为背恶寒，还有一个白虎加人参汤治疗背恶寒，但白虎加人参汤是口渴、烦渴（欲饮水数升）。这条在前面加上了"口中和，其背恶寒者"，那

就排除了白虎加人参汤，就把阳明病排除掉了，这种情况就用附子汤。

口中和而背恶寒，其实就是附子汤的一个主症及抓手。当然里面隐藏有疼痛这个症状，我们要从药物组成来分析。

附子汤的组成：附子二枚，茯苓三两，人参二两，白术四两（比较多），芍药三两。

附子汤的药物组成，其实就是真武汤去掉生姜，再加人参。附子汤的药物组成与真武汤很相似，但该方中附子用了二枚，真武汤中附子只用了一枚，说明附子汤的疼痛比真武汤还厉害，当然附子汤证本来就有疼痛。后面条文直接写了附子汤治痛。

条文都会隐藏一些症状群，仲景那个时候刻竹简是很费事的，不一定每个条文都把所有症状写出来。不过，我们学好了药证，反推加横向联系条文，就能得出答案。

附子二枚，说明疼痛就比较明显了。

白术用了四两，白术的药证是肿，白术四两说明附子汤证的肿还比较厉害。

又痛又肿，背恶寒，口中和，这种情况就用附子汤，不会错的。

【原文】 少阴病，身体痛，手足寒，骨节痛，脉沉者，附子汤主之。（305）

【解读】 这一条，附子的痛证就表现得淋漓尽致了。身体痛是附子证。手足寒（手足冷）、骨节痛也是附子证。脉沉主水饮，附子本身有逐水饮的作用。这个疼痛如讲原因，附子证的疼痛，本来就是以水饮引起的疼痛居多。

从第304条、305条叙述的附子汤证来看，疼痛比较重，肿也是比较重的（因为白术用到了四两）。附子汤的主结构是附子和白术，真武汤也是附子白术合用的方子。与疼痛有关的还有去桂加白术汤（《金匮要略》的术附汤），还有甘草附子汤也是白术、附子配。附子带白术的方证描述的症状，跟痛风的症状关联性比较强。换句话说，痛风在临床上用附子配白术的经方比较多一点。

【药证提示】

（1）附子证：①身体痛，骨节痛；②逐水饮（水饮引起的疼痛多）；③手足寒（手足冷）。

（2）白术证：肿。

桃花汤

【原文】 少阴病，下利便脓血者，桃花汤主之。（306）

桃花汤方

赤石脂（一半全用，一半筛末）一斤　干姜一两　粳米一升

上三味，以水七升，煮米令熟，去滓，内赤石脂末方寸匕（温服七合），日三服注若一服愈，余勿服。

少阴病，二三日至四五日，腹痛，小便不利，下利不止，便脓血者，桃花汤主之。（307）

【解读】 第306条跟后面的第307条，内容是相似的，第307条其实写得还更全面一点。第306条相当于第307条的缩写版一样。

这两条就是说少阴病，出现了下利脓血。为什么下利脓血呢？其实少阴病也是分津液的，这个少阴病就是因为津液严重匮乏了。他腹痛下利，但是津液不足了，已经没有水分下利了，那么津液不足就以血来补，所以就只有下血（下脓血）了。

你看第307条的"腹痛，小便不利"，这个"小便不利"是因为根本就没有津液了，还怎么有小便？

下利不止，便脓血，表明已经没有津液了，只能拉血了。

桃花汤的组成如下。

赤石脂一斤：赤石脂主要是止利、涩肠的。用到了一斤，说明下利下血确实是止不住了。

干姜一两，粳米一升：干姜是补少阳津液的；粳米也是补津液的，是补阳明津液的。通过干姜和粳米把津液补起来，就不会下血了，同时用赤石脂

来涩肠止利。

从用药也可以判断出，附子汤证是属于津液亏虚的一种少阴病。

现在很不容易碰到这种津液极度匮乏的少阴病，出现下脓血的，这种情况可能先到医院急诊科去了，输液补充津液肯定很快，现在可能碰到的少一点，这个大家是可以理解的。

在临床上，不一定非要下利脓血才用桃花汤。有些人腹泻不止脱水了，口唇干燥，咽喉也干燥了，这种情况我们也可以用桃花汤。

第307条横向对比，少阴病跟真武汤的一些症状是非常相近的，但真武汤不会便脓血，这就是区别。

真武汤也是少阴病，有腹痛（芍药证）、小便不利（茯苓白术证），这个桃花汤的症状也是腹痛、小便不利、下利不止。但真武汤不会下脓血，所以二者是很好区分的。

【药证提示】

（1）赤石脂证：涩肠止利。

（2）干姜证：补津液。

（3）粳米证：补阳明津液。

吴茱萸汤

【原文】 少阴病，吐利，手足逆冷，烦躁欲死者，吴茱萸汤主之。（309）

吴茱萸汤方
吴茱萸一升　人参二两　生姜（切）六两　大枣（擘）十二枚
上四味，以水七升，煮取二升，去滓，温服七合，日三服。

【解读】 这条写得非常全面。少阴病，呕吐下利。吴茱萸汤对既吐又利、手足逆冷、烦躁欲死的情况，使用机会是很多的。

临床上，碰到梅尼埃病的眩晕，用苓桂术甘汤、泽泻汤效果不好，伴有手足逆冷，想吐（吐清口水），又很烦躁的情况，你用吴茱萸汤，收效很快。

明明眩晕是茯苓白术证，但他的表现，主要是发病的时候吐清口水，恶心想吐，还有点拉肚子，手足是冰冷的，又很烦躁（烦躁欲死是非常烦躁的，非常难受），这时不要去想到苓桂术甘汤或泽泻汤之类的方子了，用吴茱萸汤效果非常好。

因为他有吐利，吐是吐清口水，还有就是恶心、干哕，生姜用到了六两，应该是恶心比较明显。吴茱萸汤的吴茱萸用了很大的量（一升），吴茱萸的药证是手足逆冷，还有吐清口水。

吴茱萸汤，刚才反复强调了呕吐、恶心。大家要注意，这个呕吐是吐涎沫、吐清口水，还有恶心的情况，不是呕吐胃反的胃内容物。胃内容物吐出来的情况，吴茱萸汤是没有效果的。一定是吐清口水、吐涎沫，手足是逆冷的，很烦躁，这种情况就用吴茱萸汤。

临床上使用吴茱萸汤的时候，他还有一些症状，比如头痛想吐，或头痛时眼睛很胀，或眼睛胀痛想吐、烦躁，必须要有肢冷。这种头痛、偏头痛，我们用吴茱萸汤效果非常好。

前段时间，我也治疗了几个偏头痛患者，各大医院治疗效果都不好，一个星期要痛四五天，痛得很厉害，我用的是吴茱萸汤，吃了一个星期。两个多月过去了，患者反馈的是一直没有再痛了。

【药证提示】 吴茱萸证：①手足逆冷；②吐清口水。

猪肤汤

【原文】 少阴病，下利咽痛，胸满心烦者，猪肤汤主之。（310）

猪肤汤方

猪肤一斤

上一味，以水一斗，煮取五升，去滓，加白蜜一斤，白粉五合熬香，和令相得，温分六服。

【解读】 猪肤汤，在临床上我没有用过，能用猪肤汤的也少，猪肤就是猪肉皮。

他的症状描述有下利、咽痛，还有胸满、心烦，他单用猪肤一斤。这一条，我们没办法用方证、药证来解读。

我只知道猪肤可以补充体能、补充少阴机能，这是肯定的。除猪皮外，还有牛皮、驴皮，比如阿胶用牛皮的就是黄明胶，用驴皮的就是阿胶。猪皮补少阴体能的作用跟阿胶应该是差不多的。

桔梗汤

【原文】 少阴病二三日，咽痛者，可与甘草汤，不瘥，与桔梗汤。（311）

甘草汤方
甘草二两

上一味，以水三升，煮取一升半，去滓，温服七合，日三服。

桔梗汤方
桔梗一两　甘草二两

上二味，以水三升，煮取一升，去滓，温分再服。

【解读】 少阴病两三天，就出现了咽痛。少阴病提咽痛最多，这种情况可用甘草汤。仲景也没有绝对的把握，说明咽痛也不是想象中那么好治，如果方子用精准了可能就见效很快，用得不好就"不瘥"，与桔梗汤，说明仲景也不敢说百分之百治好。咽痛者用甘草汤，没好再用桔梗汤。

甘草汤：甘草二两（只有甘草，没有其他药物）。

桔梗汤：桔梗一两，甘草二两。

甘草没有写炙，指的就是生甘草。大家临床上都知道的，咽痛是用生甘草，不是用炙甘草，用生甘草二两。桔梗汤是在甘草汤基础上加了一两桔梗。

仲景在第311条中告诉大家：少阴病，出现咽痛，没有其他可以鉴别的抓手，就用甘草汤服一剂，有效的很快就见效，没效的可以用桔梗汤（甘草汤加上桔梗一两）。

当然完全有可能少阴咽痛用了甘草汤没有好，再用一剂桔梗汤还是没有好，这种情况就要考虑其他经方了。我们的泻心汤、苦酒汤，或者半夏散及汤都是有机会的。甚至日本汉方界认为，带麻黄的，如越婢汤、越婢加术汤都是可以治疗咽痛的。

带麻黄不带桂枝的方都是可以治疗咽痛的。临床上越婢汤治疗咽痛，因为含有麻黄、石膏，只要是咽部红红的这种咽痛就可以考虑越婢汤；咽部不红不肿，但有可能化脓的，这种体能低下的情况，麻黄附子细辛汤效果是可以的。

白通汤

【原文】 少阴病，下利，白通汤主之。（314）

白通汤方

葱白四茎　干姜一两　附子（生，去皮，破八片）一枚

上三味，以水三升，煮取一升，去滓，分温再服。

【解读】 这一条就是说少阴病，出现了下利，白通汤主之。

从药物组成可以看出，葱白四茎，说明他是有表证的，因为葱白有微发汗的发表解表作用；干姜一两是生津液的；附子（生附子）一枚是补充少阴体能的。

白通汤可以跟干姜附子汤对比：两个方子里都有干姜、附子两味药。白通汤多了一味葱白，葱白四茎是轻微发汗的。干姜附子汤证是"不呕，不渴，无表证"，条文写得非常清楚。白通汤的组成中包含干姜附子汤，那肯定也是不呕不渴，但他有表证，因为有葱白四茎。为什么用葱白四茎发表，怎么不用麻黄？

因为他津液是亏少的，津液是缺乏的。有干姜生津液，少阴体能用生附子来补。津液比较匮乏，虽然有表证，只能用解表比较弱的葱白来发表，不能用麻黄。

干姜附子汤和白通汤的区别：不呕不渴，有表证的，就用白通汤（有葱白）；不呕不渴，无表证，"昼日烦躁不得眠，夜而安静"的，就用干姜附子汤。

同样的，白通汤也可以有"昼日烦躁不得眠，夜而安静"。白通汤还有下利，同样，干姜附子汤也可以有"下利"。

学习条文时我们要横向对比，这不是臆想，这是仲景的条文。

【药证提示】

（1）葱白证：微发汗。

（2）干姜证：生津液。

白通汤加猪胆汁汤

【原文】 少阴病，下利脉微者，与白通汤。

利不止，厥逆无脉，干呕烦者，白通汤加猪胆汁汤主之^注服汤，脉暴出者死，微续者生。（315）

白通加猪胆汁汤方

葱白四茎　干姜一两　附子（生，去皮，破八片）一枚　人尿五合　猪胆汁一合

上五味，以水三升，煮取一升，去滓，内胆汁、人尿，和令相得，分温再服^注若无胆，亦可用。

【解读】 第315条：少阴病，下利脉微者，与白通汤。这跟第314条内容是一样的，只是把脉象说出来了。脉微是附子证。

利不止，厥逆无脉，干呕烦者，白通加猪胆汁汤主之。这条胡希恕先生（胡老）认为，"利不止，厥逆无脉"，脉都没有了，可见津液亏损有多么的严重，出现了干呕、烦躁，胡老认为这种情况表明津液已经亏虚到了极致，是不能用葱白来发汗的，他说这里应该是条文传抄错误。胡老认为这里应该是通脉四逆加猪胆汁汤主之，不应该是白通加猪胆汁汤主之。我也很赞成胡老对于这一条的理解。为什么呢？

因为通脉四逆加猪胆汁汤，首先方中炙甘草二两，有固护津液的作用，这时候不能再丢失津液了；附子用了比较大的一枚，是补充少阴机能的；干姜是三两，津液是非常匮乏的，用三两干姜来补津液；再加猪胆汁，猪胆汁应该是在少阴病里面的，加在通脉四逆汤里面，应该是烦比较厉害，还有就是口渴，猪胆汁在通脉四逆加猪胆汁汤里的药证应该是烦而渴。

白通加猪胆汁汤，临床上我们也没办法用。因为白通汤，方中有葱白四

茎、干姜一两、附子一枚，然后加上人尿五合。正规医疗机构中，你是没有机会用人尿来给患者看病的，所以白通加猪胆汁汤，我没用过，也没体会，也不准备用。而且我也非常认同胡老的观点，认同这里应该是通脉四逆加猪胆汁汤。

【药证提示】

（1）附子证：①补充少阴体能；②脉微。

（2）炙甘草证：固护津液。

（3）干姜证：生津液（补津液）。

（4）葱白证：微发汗。

（5）猪胆汁证：烦而渴。

真武汤

【原文】 少阴病，二三日不已，至四五日，腹痛，小便不利，四肢沉重疼痛，自下利（自下利者，此为有水气），其人或咳，或小便利，或下利，或呕者，真武汤主之。（316）

真武汤方

茯苓三两　芍药三两　白术二两　生姜（切）三两　附子（炮，去皮，破八片）一枚

上五味，以水八升，煮取三升，去滓，温服七合，日三服。

若咳者，加五味子半升、细辛一两、干姜一两。

若小便利者，去茯苓。

若下利者，去芍药，加干姜二两。

若呕者，去附子，加生姜，足前为半斤。

【对照条文】 太阳病发汗，汗出不解，其人仍发热，心下悸，头眩，身𥆧动，振振欲擗地者，真武汤主之。（82）

【解读】 第316条其实是降一格的，是非原文的，不过这条非常重要。

少阴病，两三天还没有好（二三日不已），到了四五天的时候，少阴病

传变很快的时候，就出现了腹痛（芍药证），小便不利（茯苓证），四肢沉重（白术证：四肢沉重、身体重或肿）、疼痛（附子证）。条文前半段按照药证，已经推断出了药物组成：芍药、茯苓、白术、附子。那么附子、芍药、茯苓、白术，差一个生姜，其实就已经是真武汤了。

四肢沉重疼痛，自下利：自下利，就是整个人体自我展现出想通过排便这个下解的趋势解病，自下利是一个下解的趋势。"其人或咳，或小便利"，我认为这里应该是"小便不利或小便利"。这里的"或小便利"，要么咳嗽，要么小便不利。如果咳嗽，那可能小便就利了，只出现咳嗽，说明小便利与不利跟咳嗽是相关联的，是有一些对等关系的。

或呕者：这是生姜证。

这一条真武汤虽然是降一格非原文，但我觉得这条非常有意思，其方证跟药证契合度非常高，对应的如：腹痛——芍药证；小便不利——茯苓证；四肢沉重——白术证；四肢疼痛——附子证。

自下利：这是下解的趋势，带茯苓、白术的都是下解的趋势。

或咳：咳嗽。咳嗽和小便不利都是茯苓证，茯苓是可以止咳的，治疗小便不利的时候对咳嗽是有帮助的。二陈汤的组成是半夏、陈皮、茯苓、甘草，里面也是有茯苓的，这个时方大家都知道，茯苓可以止咳。

真武汤条文的症状与方证、药证对应得天衣无缝，我想真武汤大家在临床上用起来就会得心应手。临床上有些患者，感觉到腿都抬不起来，很困重，有时候有腹痛，或有点咳嗽，小便不利，这种情况毫不犹豫地用真武汤，基本上一天就见效。

新冠的时候，出现了一些虚羸少气的患者，说一点话都累，我用竹叶石膏汤，基本上一两天就见效了；如出现了小便不利、腹痛、咳嗽、呕吐，特别重要的是有四肢沉重、无力疲乏，这种情况用真武汤也是效如桴鼓的。这些都跟临床息息相关，加上我们的药证对应方证，大家是非常容易理解的。

我们学习真武汤条文的时候，还应该要与前面学过的第82条合参，互相参考。患者生病不一定是按照第316条来的，如果他没有疼痛，但出现了像第82条的心下悸（茯苓证），或头眩，振振欲擗地，身目瞤动，还是要考虑真武汤。

学条文时，一定要前后互参，横向对比非常重要。不要在一个条文上学死了，其他条文其实是对内容的补充。换句话说，药证是帮助理解条文最大的优势，我们把前后条文掺在一起学习是不矛盾的。

药证里面的茯苓白术主眩晕，头昏眩。第82条有非常明确的"头眩"，说得很清楚，"振振欲擗地"也是昏眩的一种表现。

第316条的"四肢沉重疼痛"，跟第82条比较起来，就是增加的内容。所以学第82条的时候，就要看到第316条；看第316条的时候，就要把第82条一起来复查学习。这样，经方就学得更加全面，临床应用范围就更加广泛。

【药证提示】

（1）茯苓证：①小便不利；②咳嗽。

（2）白术证：①重（四肢沉重，身体重）；②肿。

（3）茯苓白术证：眩晕（"振振欲擗地"也是昏眩的一种表现）。

通脉四逆汤

【原文】 少阴病，下利清谷，里寒外热，手足厥逆，脉微欲绝，身反不恶寒，其人面色赤，或腹痛，或干呕，或咽痛，或利止，脉不出者，通脉四逆汤主之。（317）

通脉四逆汤方

甘草（炙）二两　附子（生用，去皮，破八片）大者一枚　干姜（强人可四两）三两

上三味，以水三升，煮取一升二合，去滓，分温再服。

其脉即出者愈。

面赤色者，加葱九茎。

腹中痛者，去葱，加芍药二两。

呕者，加生姜二两。

咽痛者，去芍药，加桔梗一两。

利止脉不出者，去桔梗，加人参二两 ㊟ 脉病皆与方相应者乃服之。

【解读】 先看条文，少阴病，下利清谷。吃什么拉什么，拉的是不消化的东西，就叫下利清谷，这是生附子证。

里寒外热：里寒是古代描述腹泻的字语，下利清谷其实就是腹泻；外热就是有汗出的意思。为什么说这里的外热，指的不是外面发热，而是指有汗出？因为后面紧跟着的是"手足厥逆"，手足是冷的，所以这里指的不是发热，而是有汗出。

脉微欲厥：脉微是附子证。

身反不恶寒：为什么里寒这么严重，患者反而不恶寒？这是相对于真正的寒是假的热象，其实就是我们说的真寒假热，在《金匮要略》里叫"厥深热也深"。

其人面色赤：这相当于外热的一个表现，也跟"身反不恶寒"一样就是假热，面色是红的。其实他本身是少阴，是属于真寒。

或腹痛，或干呕，或咽痛：或者腹痛，或者干呕，加上有下利清谷，实际上就是抗病过激。相当于腹痛把下面的通道已经打通了；干呕就是上面又想吐，上面的孔窍也是打开的。这就是说，上下通道打通了，就会大量丧失津液，这种情况就会出现咽痛，因为这是津液损伤了。

或利止，脉不出者：正常的下利停了，不下利了，津液就会慢慢恢复，脉就会出来了，可以摸到脉了。但是这个或干呕，或吐，或腹痛，又下利清谷，这种情况津液丢失太严重了，所以就"利止，脉不出"。并不是说病好了不下利了，实际上是津液丢失很严重，根本就没有津液可拉了，甚至出现像桃花汤证拉血这种情况，少阴病的桃花汤证就拉血了，没有津液就以血来补。他这倒没有拉血，就是津液完全丢失拉不出来了，所以脉不出。也就是说，因为没有津液，所以脉不出。从脉不出，也可反证没有津液了才利止，并不是说病好了。这种情况该怎么办？就用通脉四逆汤。

通脉四逆汤中，有炙甘草二两，附子大者一枚（这是大的生附子），干姜三两。

炙甘草二两，是起固护津液的作用。为什么呢？因为本方的煎服法是分温再服（只吃两次），一次相当于炙甘草一两，只要一次炙甘草用到一两，就有固护津液的作用（不让水分丢失的作用）。如果三两分三服，实质上还是一次一两炙甘草。

这里干姜用到三两，用量比四逆汤大，也是用大量的干姜来补充津液。

生附子，用大者一枚，是起到保护脏器的作用。因为抗病过激，如果不固护津液、补充津液、把脏器保护好，那么这个时候就会抗病过激，就会自己把自己给害死。所以生附子大者一枚就是保护好脏器，慢慢等抗病过激过去，那么他就好了。

大家特别看一下通脉四逆汤的药物组成，全是保护性的药物：炙甘草，把津液固住，保护好津液；干姜也是补充津液；炙甘草配大量干姜，其实就是把津液给固护起来；生附子（一枚大的），就是把脏器保护好，附子是一个补少阴的补药，生附子就是保护脏器的。本方的药物组成里没有麻黄、桂枝、柴胡这些具有"参战性""战争性""攻击性"的药物，全是保护性的药物。

另外特别强调一点，条文里面"其人面色赤，或腹痛，或干呕"，按平时所学药证，干呕是不是要用半夏？因为半夏、生姜都有呕的药证，但这里的"或干呕"，为什么不用半夏？包括干姜，在这里的药证不是止呕的意思，这里的干姜其实是大量补充津液的。

因为这里的干呕、腹痛都是辅症，不是主症。他的主症是"下利清谷，手足厥逆"，津液大量地丧失，肢端已经没有津液、津血了，这都是因为津液的大量丧失，才出现手足厥逆。然后脉微，已经脉都摸不到了，或者说"利止，脉不出"，也是津液已经亏虚到了极致。这种情况就不能用半夏，因为津液损伤是不用半夏的，服用半夏会出现口渴，说明它会伤津液。

我们在学习条文的时候，不能因为学习了药证，看到出现一个症状，不去看到底有没有其他深层次的东西，你就用上半夏，那你就搞错了，津液损伤是不能用半夏的。这一点特别地强调一下。

【药证提示】

（1）附子证：①下利清谷；②保护脏器（补少阴）；③脉微。

（2）炙甘草证：固护津液，保护津液。

（3）干姜证：大量干姜补充津液。

四逆散

【原文】 少阴病（四逆），其人或咳，或悸，或小便不利，或腹中痛，或泄利下重者，四逆散主之。（318）

四逆散方

甘草（炙）　枳实（破，水渍，炙干）　柴胡　芍药

上四味，各等份，捣筛，白饮和，服方寸匕，日三服。

咳者，加五味子、干姜各五分，并主下利。

悸者，加桂枝五分。

小便不利者，加茯苓五分。

腹中痛者，加附子一枚，炮令坼。

泄利下重者，先以水五升，煮薤白三茎，煮取三升，去滓，以散三方寸匕，内汤中，煮取一升半，分温再服。

【解读】少阴病，后面有一个注释"四逆"，这个"四逆"应该是后人添加的，因为仲景的条文描述一般不解释，他直接就罗列症状。其人或咳，或悸，或小便不利，或腹中痛，或泄利下重者，四逆散主之。

第318条，除了注解的"四逆"以外，其他全是或然证，其实没有叙述主症。这是什么意思？

这一条，就是说，少阴病出现了柴胡证时，他有很多或然证，有可能是"或咳，或小便不利"，咳和小便不利是对应关系、对等关系；"或悸""或腹中痛""或泄利下重"（下重就是下面有重的坠胀感觉）。这种情况，只要没有手足热，那么就用四逆散。

换句话说，少阴病四逆散的"四逆"，就是四肢逆冷。他不是说四逆散可以去治疗手足冷，不是这个意思。他是说，在有手足冷的前提下，出现了这些或然证（或咳，或小便不利，或悸，或腹中痛，或泄利下重），同时又有柴胡证的这种情况，那么我们就用四逆散去治疗相应的症状，并不是说四逆散就是治疗四肢逆冷的。这一点，我希望大家都能够好好地研究一下。很多人说手足逆冷是阳郁，阳气郁滞用四逆散，不是这么回事。

我们看小柴胡汤证，基本上都有手足热这个症状。但四逆散因为没有黄芩，所以他的手足可以是冷的。有其他相应症状，又有柴胡证（重点是要有柴胡证），这种情况下，那我们就可以选择四逆散。不是说四逆散是治疗四肢逆冷的，不是这么回事。

我就有个患者，肛门坠胀又有腹痛，我用的是四逆散。有人就会问：为

什么想到用四逆散来治疗肛门坠胀？其实就是根据条文来使用的。他的孩子因肺部感染住院后未被救活导致他很悲痛，对医院有怨愤，他就感觉肛门特别坠胀，伴有腹痛。我根据条文有"腹痛""下重"，加上手足是冷的，还有心情郁闷、心烦，结合他肝区有点叩击痛，所以整体方证就符合这个四逆散。

另外，四逆散里面有一个枳实的药证，大家都知道枳实、厚朴可以除满。枳实还有一个药证，它对下坠、坠胀感的作用是很确定的。比如脱肛、女子子宫脱垂都有"下重"的症状反应。我曾经治疗一位 81 岁的子宫脱垂患者，子宫脱出阴道外两三厘米，用了一味 30g 麸炒枳实，服用了两三天之后，子宫全部都缩回去了，没有露在阴道外面了。

我们学习方证、药证的时候，不但要在理论上去分析，还要在临床上多多实践。通过这个临床实践，进一步验证了枳实对"下重"，就是坠胀、下坠感效果好。条文上也有明确的表达，即"或泄利下重者"。这一点，大家有机会碰到适合的方证，可以用四逆散。我在临床上经常用，效果都蛮不错的。

【药证提示】 枳实证：①胸满腹满；②下重（坠胀，下坠感）。

猪苓汤

【原文】 少阴病，下利六七日，咳而呕渴，心烦不得眠者，猪苓汤主之。（319）

猪苓汤方

猪苓　茯苓　阿胶　泽泻　滑石_{各一两}

上五味，以水四升，先煮四物，取二升，去滓，内阿胶烊尽，温服七合，日三服。

【解读】 这一条，要把"咳而呕渴"分开来理解。

这一条就是说少阴病，下利六七天，然后又咳。前面讲四逆散的时候，仲景把咳嗽和小便不利视为等价关系，他一般都是放在一起来表达，"或咳，或小便不利"，即要么咳，要么小便不利。我为什么这样说？这一条也是非常好的证明。这条全篇没有提小便不利，而方子里面用了茯苓、猪苓、滑石这些药物，患者绝对是有小便不利的症状，这说明猪苓汤证其实是有小便不利的。

咳而呕渴：这里的呕，可能真的有呕，但从药证上看没有止呕的药物。渴：这个渴对应的药证有猪苓、泽泻，特别是泽泻有渴的药证。呕其实代表有少阳病的表现，渴代表有阳明病的表现。

心烦不得眠者：心烦不能入睡。心烦对应的药证是猪苓，猪苓是可以止烦的。包括五苓散证其实也有心烦的表现，五苓散里也有猪苓，服用五苓散，很多人会心情愉悦，在临床上符合方证的就可以使用。我有时候治疗围绝经期汗出烦躁，用五苓散，并不是说一定就用柴胡剂，这个方子效果也蛮好的，服用五苓散之后，烘热汗出、烦躁这些症状也有所解除。

不得眠：就是入睡困难，对应的是阿胶证，阿胶对于入睡难有治疗作用。

刚才说的"咳而呕渴"，这个"呕"看不出来是哪一个药证的作用。有可能整体方证有止呕的作用，可能不是哪一个单药证，这就叫复合药证、多重药证。两个药的药证、三个药的药证构成一个复合药证。这一条"咳而呕渴"，实际上是一个三阳合病的表现，三阳合病就只选一个方。虽然前面冠的是少阴病，但从条文上看是一个三阳合病，方中用到了阿胶，说明可能体能还是低下的。

这里再重复一下药证。

猪苓：心烦是猪苓证。当然猪苓也可以利尿，对于小便不利也是有效的。

茯苓：药证就是咳嗽，还有就是小便不利。咳嗽与小便不利是对等关系。茯苓有小便不利的药证，大家都知道，其实它也可以有咳嗽的药证，因为它可以通过治疗小便不利而止咳。

阿胶：阿胶是止血的，同时也是补血的，是补少阴、补机能的。血气也是属于阴的一种，我们说的阴，就是少阴的阴，表示体能机能的阴。阿胶还有入睡难、不得眠的药证，黄芩也有入睡难的药证。

阿胶止血，提示猪苓汤有隐藏症状。有些人小便痛用猪苓汤，其实里面的阿胶有很大作用。炎症也好，或者受伤也好，尿道口就像有伤口一样的感觉，阿胶可以迅速地修复。止血也好，修复伤口也好，看你怎么去理解，反正阿胶对尿痛是有效的，在猪苓汤里面，阿胶有治疗尿痛的药证。

泽泻：这里的口渴就是泽泻的药证。

滑石：滑石的药证是小便不利。有些人喜欢用湿热的思维也有道理，滑石清利湿热，但是滑石在这里的药证也是小便不利。

【药证提示】

（1）猪苓证：①心烦；②小便不利；③呕渴。

（2）泽泻证：口渴。

（3）茯苓证：①咳嗽；②小便不利。（咳嗽与小便不利是对等关系。）

（4）阿胶证：①止血；②补血；③补少阴，补机能；④入睡难；⑤尿痛。

（5）黄芩证：入睡难。

（6）滑石证：小便不利。

大承气汤

【原文】 少阴病，得之二三日，口燥咽干者，急下之，宜大承气汤。（320）

【解读】 这一条，应该有隐藏症状。否则，你看到少阴病得了两三天，出现口燥咽干，急用大承气汤去下，肯定不能理解。为什么少阴病两三天之后出现口燥咽干，就要急用大承气汤来下呢？

虽属少阴病，有体能低下的表现，但出现了津液匮乏的状态，因为津液匮乏了，才会出现口燥咽干。还有就是出现了燥屎内结，津液匮乏，大便不通，甚至出现谵语这些阳明表现，阳明就是津液太过匮乏，这种情况就要急下之。

相当于告诉大家：少阴病，出现了口燥咽干，同时也有更加急迫的表现，如燥屎内结、大便不通、谵语等，这种情况必须要先用大承气汤通便救急，先把肠道打通救急，最后等肠道通了、燥屎排泄出去了，津液应该会慢慢恢复，观察口燥咽干是不是会好，如果没有好，我们再用甘草干姜汤来补充津液。

为什么我这么笃定这一条有隐藏症状呢？后面的第322条直接就有补充。

【原文】 少阴病六七日，腹胀不大便者，急下之，宜大承气汤。（322）

【解读】 这一条直接就告诉你：腹胀、不大便（大便不通）。

第320条、321条、322条是放在一起的，只是没有重复地把这些症状罗列出来。所以看第320条的时候，不是说一出现少阴病两三天，出现了口燥咽干，你就用大承气汤，不是这么回事。没有大便干结、燥屎内结、大便不通，或者谵语、腹满这些症状，就不能用大承气汤。

这个口燥咽干的本质是津液极度匮乏的表现，但他更重的症状是燥屎内结、大便不通、腹胀、谵语等，这种情况一定要先通大便。如果后面津液没有恢复，口燥咽干，就用甘草干姜汤，以复其阳，即恢复他的津液。

【原文】 少阴病，自利清水，色纯青，心下必痛，口干燥者，可下之，宜大承气汤。（321）

【解读】 少阴病，出现了自利清水（注："清"是"排便"的意思）。自利清水是什么意思？就是由于燥屎阻滞，燥屎在肠道里面，其他的空隙就流出了清水，相当于我们常说的"热结旁流"。他明明是阳明津亏，燥屎阻滞在肠道里面，肠道里面还有一点空隙，然后这个清水就从旁边流出来，前提是色纯青，清水颜色是纯粹的青。在古代青跟黑是相近的，指的是青黑色的水，从燥屎旁边空隙流出来。这种情况会出现什么？

条文中说"心下必痛"：心下，仲景指的就是胃。胃下面一定会痛，因为肠道有燥屎结在里面，有可能是胃的下面肯定会痛。其实应该说是心下面再下面一点的位置——上腹部应该出现疼痛，因为燥屎结在里面。这个心下必痛应该指的是上腹部，还不纯粹说的是胃，因为胃里面是不可能有燥屎的。

口干燥：明确表明是阳明津亏了。

这种情况，不要因为看到自利清水，感觉好像是在拉稀，不是的。前提是色纯青，拉出来的是青黑色的清水，就是在燥屎的旁边流出来的。这种情况加上心下必痛，口是干燥的，津液是明显匮乏的阳明病，就用大承气汤。

大承气汤就是通过芒硝把燥屎软化，通过枳实、厚朴、大黄往下面一推动，就把燥屎排出去了，就不会卡在肠道里面了。那么"心下必痛"自然就好了，津液得复，"口干燥"自然而然也就好了。

【药证提示】 芒硝证：软化燥屎。

四逆汤

【原文】 少阴病，脉沉者，急温之，宜四逆汤。（323）

四逆汤方

甘草（炙）二两　干姜一两半　附子（生用，去皮，破八片）一枚

上三味，以水三升，煮取一升二合，去滓，分温再服。强人可大附子一枚，干姜三两。

【解读】 脉沉，这里指里证。急温之，说明有里寒。

四逆汤跟通脉四逆汤的药物组成是一样的，但剂量不一样。

四逆汤：甘草二两（炙），干姜一两半，附子一枚（生用，去皮，破八片）。强人可大附子一枚、干姜三两。

通脉四逆汤：甘草三两（炙），干姜三两（强人可四两），附子大者一枚（生用，去皮，破八片）。

四逆汤只有干姜一两半，附子一枚；通脉四逆汤有干姜三两（强人可四两），附子大者一枚。四逆汤后附了一句"强人可大附子一枚、干姜三两"。换句话说，是不是强人就可以用通脉四逆汤呢？反正原方（四逆汤）的剂量与通脉四逆汤是不一样的，附子、干姜要少很多。

【原文】 少阴病，饮食入口则吐，心中温温欲吐，复不能吐，始得之，手足寒，脉弦迟（脉弦迟者，此胸中实），不可下也（当吐之）。若膈上有寒饮，干呕者，不可吐也，当温之，宜四逆汤。（324）

【解读】 这一条，我们要理解一些字眼上的东西。

少阴病，饮食入口则吐：饮——喝水叫饮；食——吃饭叫食。饮食就是喝水和吃东西两种行为。这跟五苓散的水逆不一样，五苓散是水入口则吐。这个是饮食入口则吐，这是有区别的。

心中温温欲吐，复不能吐：心中就是心窝那个位置，有温温欲吐的感觉，但又吐不出来。

始得之，手足寒，脉弦迟：刚开始的时候，手足是冷的，脉是弦迟的。

这种情况是不能够用下法的。如果胸膈上有寒饮，就是说，如果有里寒而出现干呕，这种情况也不能用吐法。相当于既不可下，也不可吐。这种情况该怎么办？就当温之。还是跟第 323 条说的一样，这种情况还是需要先用急温之的方法，用四逆汤。

刚才学习条文时特别讲了："饮食入口则吐"这种情况跟五苓散的水逆不一样。五苓散是饮入口则吐，指的是水逆证。

还有一个"食入口则吐"，饮不会吐，但吃东西入口则吐，这是干姜黄芩黄连人参汤证。

这个大家要熟悉：水饮入口则吐，这是五苓散证；食入口则吐，这是干姜黄芩黄连人参汤证；饮食入口则吐，手足寒，这种情况就用四逆汤。我们就把常见的三个摆在一起来学习。

【药证提示】 附子证：①逐水饮；②下利清谷。

辨厥阴病

厥阴病提纲证

【原文】 厥阴之为病，（消渴）气上撞心，心中疼热，饥而不欲食，食则吐（吐蛔），下之利不止。（326）

【解读】 这一条是厥阴病提纲证，但条文描述的是乌梅丸证。

厥阴之为病，消渴（乌梅药证），气上撞心（气上冲：桂枝证）。

心中疼热：将心中疼热直接说成心下疼热，理解起来更顺一点，位置是在心中偏下一点。这个心中其实是食管位置，心下才是胃。心中疼热：其实心下疼热就是黄连证。黄连汤讲过好多次了。

饥而不欲食：饥，是说易饿易饥，食量大，这是黄连证。不欲食：人参证。

下之利不止：利不止、久利，这是乌梅证。

所以从全篇可以看出，这一条其实就是一个乌梅丸证，这个厥阴病的提纲证，没有写用什么方，我们根据他的症状反应，推断出他完完全全就是乌梅丸证的表现。

【药证提示】

（1）乌梅证：①消渴；②利不止，久利。

（2）黄连证：①心下疼热；②易饥，食量大。

乌梅丸

【原文】 伤寒脉微而厥，至七八日肤冷，其人躁无暂安时者，（此为脏厥）非为蛔厥也注蛔厥者，其人当吐蛔。

论今病者静，而复时烦（此为脏寒）注蛔上入其膈，故烦，论须臾复止，得食而呕，又烦（烦者，蛔闻食臭出），其人当自吐蛔。蛔厥者，乌梅丸主之注又主久利。（338）

乌梅丸方

乌梅三百枚　细辛六两　干姜十两　黄连十六两　当归四两　附子（炮，去皮）六两　蜀椒（出汗）四两　桂枝（去皮）六两　人参六两　黄柏六两

上十味，异捣筛，合治之，以苦酒渍乌梅一宿，去核，蒸之五斗米下，饭熟捣成泥，和药令相得，内臼中，与蜜杵二千下，丸如梧桐子大，先食饮服十丸，日三服，稍加至二十丸。禁生冷、滑物、臭食等。

【解读】 这一条其实是两个分段，阐述的也是两个病证。

第一段：伤寒脉微而厥，至七八日肤冷，其人躁无暂安时者，非为蛔厥也。

这段其实说的是脏寒，不是蛔厥。

因为脉微是附子证；厥（厥冷，逆冷）是当归证、干姜证、细辛证、附子证，都包括在内。

至七八日肤冷：这也是典型的一个脏寒表现，整个人都是寒冷的，也是当归证、干姜证、细辛证、附子证。

其人躁无安时者：一直烦躁，没有一刻停下来。这种情况不是蛔厥，因为蛔厥会停一下发作一下、安静一下发作一下。

第二段：令病者静，而复时烦。令病者静的"令"，这个不是"令"，应该是"今"，是说现在。"今病者静，而复时烦"，是说现在患者表现出安静，

但是有时候又烦。

须臾复止：一会儿又好了。今病者静，有时候发烦；须臾复止，一会儿他又好了。

得食而呕，又烦：吃东西他就会呕，又烦，为什么呢？因为有蛔虫，吃东西时它闻到食臭，又活跃起来，所以又会出现呕、烦躁，这就是蛔厥的表现。

其人当自吐蛔：那时没有阿苯达唑片什么的，就用乌梅丸来治疗。蛔虫会从咽喉、口腔爬出来，吐出来的蛔虫很多。

第一段说的是脏寒，叫"躁无暂安时"，就是描述脏寒，他一直烦躁，四肢厥冷，这就属于脏寒。

后面一段说，时而安静时而烦躁，吃东西就要呕吐，或者要吐出蛔虫，这就属于蛔厥。这种情况就用乌梅丸。

乌梅丸的组成：乌梅三百枚，细辛六两，干姜十两，黄连十六两，当归四两，炮附子六两，蜀椒四两，桂枝六两，人参六两，黄柏六两。

乌梅丸的主结构跟黄连汤有相似的地方：都有桂枝、干姜、黄连、人参作为主结构。

这里的乌梅是止渴的，有渴的药证，另外还有下利的药证。乌梅丸后面注释有治久利（又主久利），这个注写得非常好，确实临床上乌梅丸治久利，如慢性肠炎，效果不错，肠易激综合征符合方证的，用乌梅丸效果非常好。这里面，渴是乌梅证，下利、久利也是乌梅证。

细辛证：手足冷。

干姜证：脏寒，还有肢冷。

黄连证：胃痛、腹痛，还有饥饿。

当归证：药证在这里，一个是肢冷（厥逆），还有一个是腹痛。

炮附子证：这里是脉微，对肢冷也有一些治疗作用。

蜀椒证：脏寒。跟干姜在一起的作用，就是治疗脏寒。

桂枝证：气上冲。厥阴病提纲里面就说到了"气上撞心"就是桂枝证。

人参证：饥不欲食的不欲食、食不下。

乌梅丸里其实有大建中汤的影子：人参、干姜、花椒，可以看出来，乌梅丸证中腹痛应该是比较明显的。

乌梅丸里有细辛、当归、附子、干姜。干姜在黄连汤里面也有。乌梅丸有细辛、当归、附子在里面，就比黄连汤证之手足冷的程度要强很多。黄连汤证是可以有点手足冷的，因为有桂枝、干姜。但乌梅丸里面有细辛、当归、附子、干姜，所以手足冷、厥逆是非常明显的。因为伤寒脉微而厥，这个厥很明显。

乌梅丸和黄连汤进行对比，两个方都有桂枝、干姜、黄连、人参的药物结构。不同点：乌梅丸的口渴比较明显，因为有乌梅证——消渴，在厥阴病提纲证里面已经讲过，消渴就是乌梅证。但是黄连汤证是没有口渴的，因为黄连汤中有半夏，有半夏就说明患者是不喜欢喝水的，应该是不渴的，且半夏证有呕，患者应该有呕吐表现。这是乌梅丸和黄连汤两个方证的区别。

临床上治疗久利（比如慢性肠炎、肠易激综合征这些久治不愈的病症），又有烦躁、口渴、四肢厥逆这种情况，选择乌梅丸效果是很不错的。这个大家用得应该比较多。还有一个临床经验，乌梅丸治疗半夜醒很不错。我在临床上进行了非常多的实践，只要他符合乌梅丸证的一些表现，有烦躁、肢冷、口渴这些症状，我用乌梅丸，基本上半夜定时醒的情况都有改善。

临床上，很多月经提前，提前超过七天比较严重的情况，乌梅丸里面，因为有黄连、黄柏，它确实有推迟月经的作用。所以在临床上，只要符合乌梅丸的方证，只要有口渴、肢冷或者烦躁，有月经提前的情况，我们用乌梅丸效果也非常确切，这是经常用到的。

还有一个临床经验，乌梅丸治疗脱发。脱发，我们一般喜欢用苓桂剂，单纯的茯苓对脱发效果都是不错的。如果患者有脱发，人比较油腻，又有肢冷、烦躁，口渴比较明显，特别明显的就是容易饿（易饥）、饭量很大的这种脱发的人，老是吃肉吃很多，这种用乌梅丸效果也蛮不错的。

这些大家有机会都可以到临床验证，但前提都是要符合乌梅丸证。

乌梅丸的主症，实际上就是气上冲胸、气上撞心，心中疼热，饥不欲食，脉微而厥，皮肤冷，烦躁，口渴，久利下利。延伸讲了一下，符合方证的或符合几条，出现久利、半夜醒、月经提前、饭量很大的这种人的脱发，大家在临床上可以去验证。我在临床上验证过很多次。

【药证提示】

（1）乌梅证：①消渴（止渴）；②下利久利。

（2）炮附子证：①脉微；②肢冷。

（3）桂枝证：气上冲。

（4）干姜证：①脏寒；②肢冷。

（5）蜀椒证：脏寒。

（6）细辛证：肢冷。

（7）人参证：不欲食。

（8）当归证：①肢冷；②腹痛。

（9）黄连证：①胃痛，腹痛；②易饥。

白虎汤

【原文】 伤寒脉滑而厥者，里有热也，白虎汤主之。（350）

【解读】 这条条文非常简洁。重点是要知道"伤寒脉滑"，脉滑是白虎汤脉，说阳明脉也对，但白虎汤脉更加精准。

"而厥者"：这里有脉滑，但手足是冷的，这是厥的一个意思；另外还有一个昏厥的意思。有些白虎汤证，症见高热、手足逆冷，有昏厥的表现，也是"伤寒脉滑而厥者，里有热也"。

这里直接就是"伤寒脉滑而厥者，里有热也，白虎汤主之"。其实条文有隐藏的症状，为什么呢？就是有脉滑、手足冷，或者延伸一点，还有高热出现昏厥这种情况，对白虎汤的抓手可能力度还不够。同时他隐藏的内容，我们从药物组成就可以推断。

这个人的大便应该是不太通的状态，但也不是燥屎内结堵住的大承气汤证，也就是大便不太通，有一点干，但排便还没有堵住。因为里面有知母，大剂量的知母可以帮助排便，有通便的作用。

还有隐藏症状，这个人应该有口渴。因为石膏剂量也不小，石膏证有渴。

临床上，出现脉滑、高热、口渴，大便也不太通，但手足是冷的（其实就是"热深厥也深"的表现，里热很明显，但他会出现四肢逆冷），这种情况我们就用白虎汤，这肯定能很快见效。

白虎汤里面有知母、石膏、粳米、甘草。

知母还可以除烦，所以这个人可以有烦躁的表现。

石膏证，有口渴、高热这些，顺便提一下，胡希恕先生（胡老）认为石膏可以解凝，就是说对于一些凝固的痰核的东西，石膏可以解凝。所以治疗腺样体肥大时，有人用麻杏石甘汤起效，也有人用大青龙汤（里面又是麻黄配石膏），效果也蛮不错的。在临床上，腺样体肥大打呼噜，我给亲戚家小孩子用，腺样体是变小的，打呼噜也是明显有改善的，我用的是大青龙汤。倪海厦治疗乳腺癌，对证的情况下用带石膏的经方，很快那个癌肿就变软了，这的确很神奇。

讲第 350 条的时候，顺便延伸了一下石膏的一些作用，值得大家探讨研究。

【药证提示】

（1）石膏证：①口渴；②高热；③解凝（胡老）。

（2）知母证：①除烦；②通便（大剂量）。

当归四逆汤，当归四逆加吴茱萸生姜汤

【原文】 手足厥寒，脉细欲绝者，当归四逆汤主之。（351）

当归四逆汤方

当归三两　桂枝（去皮）三两　芍药三两　细辛三两　甘草（炙）二两　通草二两　大枣（擘，一法十二枚）二十五枚

上七味，以水八升，煮取三升，去滓，温服一升，日三服。

若其人内有久寒者，宜当归四逆加吴茱萸生姜汤。（352）

当归四逆加吴茱萸生姜汤方

当归三两　芍药三两　甘草（炙）二两　通草二两　桂枝（去皮）三两　细辛三两　生姜（切）半斤　茱萸二升　大枣（擘）二十五枚

上九味，以水六升，清酒六升和，煮取五升，去滓，分温五服。

【解读】 第 351 条跟 350 条摆在一起，方向就不一样了。第 350 条是里有热（第 350 条：伤寒脉滑而厥者，里有热也，白虎汤主之）。

第 351 条和 352 条是寒证，这是真寒，手足厥寒（手足是厥冷的，很冷的）。脉细是当归证。只要手足厥寒，脉细，毫不犹豫地用当归四逆汤是不会错的。当归四逆汤其实就是桂枝汤去生姜，加上当归、细辛、通草，对真寒的厥冷、四肢逆冷是非常有效的。

其人内有久寒者："久寒"可以试着去理解为长期食用生冷，或者长期受凉（工作环境都是在阴冷潮湿的地方），这种就叫"内有久寒者"。不是偶尔手足厥逆、脉细欲绝，而是长期受寒的内有久寒，这种情况就用当归四逆汤加上吴茱萸和生姜，就是当归四逆加吴茱萸生姜汤。

当归四逆汤：当归三两，因为脉细，用当归来补充血脉；桂枝是三两，芍药是三两，细辛是三两，炙甘草是二两。当归四逆汤的大枣二十五枚是非常大的用量，提示条文可能有隐藏症状。手足厥冷，脉微、脉细欲绝，并且睡眠不太好，这里有可能隐藏了睡眠症状。从药证上可以推断出一些条文隐藏的症状——可能睡眠不太好。

为什么当归四逆汤是桂枝汤把生姜去掉，再加了细辛、通草、当归？胡老说，宋代以前非常流行用细辛，细辛可以治疗手足逆冷，生姜也可以治疗手足逆冷，但他们发现细辛比生姜治疗手足逆冷的效果好很多，所以他们就不用生姜，直接用细辛把生姜替代了，当然这些都是题外话。

有人可能要问：内有久寒，用当归四逆加吴茱萸生姜汤，为什么又要加生姜进去？是否颠覆了刚才胡老的观点？为什么加吴茱萸，又把生姜加回去呢？古人加生姜是为了克制吴茱萸的小毒。吴茱萸是有小毒的，所以吴茱萸跟生姜是同用的，比如吴茱萸汤也是吴茱萸与生姜都有。生姜在这里的作用不是治手足逆冷，而是去吴茱萸的小毒。

内有久寒就在当归四逆汤中加了吴茱萸与生姜，说明吴茱萸是祛久寒的。我们读书时脏腑辨证的教材称之为"肝胃虚寒"，说明吴茱萸汤总体是治疗寒证的。在临床上，不喜欢吃冷东西，吃冷就不舒服，这是吴茱萸证。大家临床上可以去验证，这是经得起验证的。有些时候吃了饭之后，容易恶心，这也是吴茱萸证。因为内有久寒，吃了东西之后，他就容易恶心、吐涎沫。这个吴茱萸证的恶心、吐涎沫，黏稠的涎沫，与半夏和生姜的呕是不一样的。

【药证提示】

（1）吴茱萸证：久寒。①不喜食冷：不喜欢吃冷东西，吃冷就不舒服。

②食后恶心：吃了饭之后，容易恶心。因为内有久寒，吃了东西之后，就容易恶心。③吐涎沫：吐黏稠的涎沫，这与半夏和生姜的呕不一样。

（2）当归证：脉细。

（3）细辛证：肢冷（手足逆冷）。

（4）大枣证：安眠（量大时）。

（5）石膏证：解凝。

干姜黄芩黄连人参汤

【原文】 伤寒本自寒下，医复吐下之，寒格，更逆吐下。若食入口即吐，干姜黄芩黄连人参汤主之。（359）

干姜黄芩黄连人参汤方
干姜　黄芩　黄连　人参各三两
上四味，以水六升，煮取二升，去滓，分温再服。

【解读】 条文中说，本身就已经"寒下"了，"本自寒下"，即本身下利了，庸医"复吐下之"，又用吐法，又用下法，那么就造成了寒格。

寒格怎么理解？是不是按照阴阳五行的"阴盛格阳""阳盛格阴"来理解？不是这个意思。这里是寒热被隔绝了的意思，相当于寒热错杂。干姜黄芩黄连人参汤的药物组成：干姜、黄芩、黄连、人参，治的就是寒热错杂。

更逆吐下：医生复吐下之，就更加变得吐下了，肯定就"食入口即吐"。大家看，这个是没有"饮"的。他不像默默不欲饮食的小柴胡汤，他只提了"食"，就是吃东西吃下去马上就要吐出来，但喝水下去不会吐出来，说明是可以喝水的。

这一条就是说，本身就有下利表现，医生错误地用吐法和下法之后，造成寒热错杂，导致吐和下利更加厉害。如果吃东西吃下去就吐，那么这种情况，仲景就告诉我们，要用干姜黄芩黄连人参汤。但是患者可以喝水，因为没有提饮食入口即吐，这点非常重要。

从药物组成，可以推断出多一点的临床使用抓手。

干姜三两：量不小，说明可能有咽中干。

黄芩三两：说明有手足热。

黄连三两：虽然食入口即吐，但肯定还是很饥饿的。

人参三两：说明不能吃东西，就是说虽然饥饿，但不想吃东西，就像乌梅丸的"饥不欲食"一样的道理。

还有黄连配人参，说明患者可以有心下痞或心下硬，心下痞硬是可以有的。

黄连三两：可以有腹痛，或者说可以有心下痛和腹痛。黄连对胃痛、腹痛都有效，只要用量达到了三两。

还有乌梅丸里面也有干姜、黄连、人参、桂枝的药物组成，跟黄连汤的主结构相似，但是没有黄芩。黄连汤中也没有黄芩。那么手足热的情况肯定不能用乌梅丸或黄连汤，即使出现了腹痛，但手足是热的，我们就用干姜黄芩黄连人参汤。这是区别。

换句话说，手足是冷的，就不要用干姜黄芩黄连人参汤，虽然有下利呕吐，我们就换成黄连汤。因为有黄芩，手足一定是热的，或鼻腔是干的，鼻干这种可能性也大。

学好药证在方证使用上有很多优势，具备药证的一些症状，在条文内容没有直接显示的情况下，我们是可以使用的，这样就可以扩大经方的方证使用范围。

【药证提示】

（1）黄芩证：①手足热；②鼻腔干。

（2）黄连证：①易饥；②胃痛或腹痛（只要量达到了三两，对胃痛、腹痛都有效）。

（3）黄连＋人参证：①饥不欲食；②心下痞硬。

（4）人参证：不欲食（不想吃东西）。

四逆加人参汤

【原文】 吐利恶寒，脉微而复利（利止，亡血也），四逆加人参汤主之。（385）

四逆加人参汤方

甘草（炙）二两　附子（生，去皮，破八片）一枚　干姜一两半　人参一两

上四味，以水三升，煮取一升二合，去滓，分温再服。

【解读】 患者既吐又下利，同时还恶寒，出现了脉微，又再次使劲地下利，这种情况，我们就用四逆加人参汤。

患者又吐又拉还恶寒，这个恶寒他不是表证了，他已经不是表证的恶寒，因为他是在厥阴篇里面的。这个恶寒实际上也是机能沉衰的表现，如芍药甘草附子汤证里有个恶寒，这种就是"虚故也"，机能沉衰进入少阴的状态。虽然在厥阴病，实际上他已经出现了少阴机能低下，更加证实了脉微就是附子证。

而复利：就是吐了拉了，然后停一下重新又拉，就是不停地下利。这是抗病过激了，人体的抗病太过于疯狂了，根本就不知道什么是该排出的，包

括自体都开始毁坏，水分都被拉完了。

利止，亡血也：这个注解其实挺有道理的，相当于少阴同时津亏，就像桃花汤，已经拉血了，下利脓血了，没有津液可拉了。"利止，亡血也"就是没有津液了，即使要拉就只有拉血了。

这种情况用什么？仲景告诉我们用四逆加人参汤。四逆加人参汤条文里面，没有"心下痞硬"这些表述。但因为有人参证在里面，估计这个患者不但是吐利、下利不止的，还会有心下痞硬、不能吃东西这些人参证。另外，人参也可以补充津液，从白虎加人参汤证里的"渴欲饮水数升者"可知，人参是可以补充津液的。

炙甘草二两：这里是起固护津液的作用，另外，对抗病过激有保护作用，相当于缓解人体的抗病力度（激烈程度）。为什么说炙甘草二两有固护津液的作用呢？一般炙甘草三两才固护津液。因为三两是三服，这里二两是二服，本方的煎服法是分温再服，相当于一服用到了一两的炙甘草，它也是起固护津液的作用。

生附子：保护机能，保护脏腑，不受抗病过激的伤害。

干姜：一两半，在这里的作用就是补充津液（生津液）。

临床上如果碰到脉微，又吐又下利，下利不止这种情况，我们就用这种保护性的药物，保护好脏器，用大量的炙甘草，一方面是固护津液不再外流，同时也可以缓解人体抗病的激烈程度，然后干姜再把丢失的津液补起来。临床上，如霍乱，这不一定非得是西医的那种传染病，只要是上吐下泻、脉微这种情况，我们就可以用四逆加人参汤。

【药证提示】

（1）生附子证：振奋机能。

（2）干姜证：补充津液（生津液）。

（3）炙甘草证：固护津液（一两以上）。

（4）人参证：①心下痞硬；②不欲食；③生津液。

理中丸

【原文】吐利，（霍乱）头痛发热，身疼痛，热多欲饮水者，五苓

散主之；寒多不用水者，理中丸主之。（386）

理中丸方

人参　干姜　甘草（炙）　白术各三两

上四味，捣筛，蜜和为丸，如鸡子黄许大，以沸汤数合，和一丸，研碎，温服之⑧日三四，夜一服。

腹中未热，益至三四丸，然不及汤。汤法，以四物，依两数切，用水八升，煮取三升，去滓，温服一升，日三服。

若脐上筑者，肾气动也，去术，加桂四两。

吐多者，去术，加生姜三两。

下多者，还用术。

悸者，加茯苓二两。

渴欲得水者，加术，足前成四两半。

腹中痛者，加人参，足前成四两半。

寒者加干姜，足前成四两半。

腹满者，去术，加附子一枚。

服汤后如食顷，饮热粥一升许，微自温，勿发揭衣被。吐利止而身痛不休者，当消息和解其外，宜桂枝汤。（小和利之）

【解读】　这个条文，表面看上去很简单，就是说又吐又下利，有头痛，发热，还有身疼痛这些外证。

热多欲饮水者：这个热指的不是发热，而是出汗。因为古人认为出汗了就是热（拉肚子是寒凉，称为寒）。前面已经说了头痛发热，他不可能再在后面写个发热，仲景惜字如金，刻竹简是很困难的，不会重复。这里就告诉大家：头痛，有点发热，身上有疼痛（有外证），还有点出汗，还欲饮水者（想喝水），这种情况就用五苓散。因为头痛、发热是桂枝证，身疼痛也是桂枝证，汗出多也是桂枝证，这几个桂枝证都是外证的表现。想喝水是泽泻证。所以他对应的就是五苓散。

寒多不用水者：刚好跟前面的热多是对应的。寒多：前面已经说了是头痛发热的症状，肯定不会说又很冷，因此这里的"寒多"是指有下利腹泻的表现。不用水：不太想喝水（因为太阴病）。这种情况其实就是一个对比，跟五苓散的对比，就是说以腹泻为主，又不想喝水（不"渴欲饮水"），这种情况就用理中丸主之。当然，在临床上，头痛发热，不想喝水，又拉肚子，这种情况我估计你不会用理中丸，肯定会用理中汤，或者说有协热利，加桂枝在里面，桂枝人参汤效果应该更好。

为什么仲景写"热多欲饮水者，五苓散主之；寒多不用水者，理中丸主之"？仲景医术不行吗？

不是这么回事。在古代，还要考虑携带方便，像厥阴病霍乱篇，说不定是战争年代、瘟疫盛行的年代，那时人们说不定都会随身绑一点常用的药物。五苓散：把这些药物打成粉剂，放在瓶子或袋子里装着。理中丸：丸剂是做好的，人参、干姜、甘草、白术做成丸剂，他是为了方便。现在，在临床上，我们肯定要多方便就有多方便，这种情况你肯定用理中汤，或者桂枝人参汤，这样效果会更快，临床上肯定是这样。仲景写这个条文的时候，他肯定是为了携带方便。我们现在用饮片熬药也好，或配方颗粒冲泡也好，挺方便的。所以寒多不用水的，我建议大家，用人参汤（理中汤），或者有一点协热利那种情况，也可以用桂枝人参汤，效果也不错。

四逆汤

【原文】 吐利汗出，发热恶寒，四肢拘急，手足厥冷者，四逆汤主之。（388）

【解读】 这一条就是说，一个人又吐又下利，同时还有汗出，那津液丢失就很多了。吐是要亡津液的，下利也要丢失津液，汗出也要丢失津液，全身都在丢失津液。各个孔窍都是通的，这种丢失的速度肯定很快。

又有发热，还怕冷（恶寒）。这个"恶寒"应该是体能比较低下了。

四肢拘急：四肢拘急、疼痛，都是附子证。

手足厥冷者：手足厥冷是因为津液已经丢失得差不多了，根本就没有津液到达四肢末端了，所以手足厥冷。

这种情况就用四逆汤来治疗。

其实，又吐又下利，又汗出又发热，又恶寒，四肢还拘急，手足都冰凉冰凉的了，这其实也是一个抗病过激的表现，这时候用四逆汤。

四逆汤：用炙甘草固护津液，不要再丢失津液了，同时减轻抗病的力度（激烈程度），给他缓解一下；用干姜来补充津液，把丢失的津液给补起来；用生附子保护好脏器，补充少阴体能，把整个人体给保护起来。这时就不要用比较激烈抗病的药物，发热恶寒就不能用麻黄、桂枝了，包括柴胡都不能用了。柴胡和解少阳，其实柴胡剂也是可以汗解的，也是可以小发汗的。这种情况只管把人体保护好，把津液保护好，用炙甘草把津液固住，减轻人体抗病的激烈程度，等到抗病过激过去了，人的生命就保住了。

【原文】 既吐且利，小便复利，而大汗出，下利清谷，内寒外热，脉微欲绝者，四逆汤主之。（389）

【解读】 第389条跟前面的第388条，有很多相同的症状：又吐又下利，又有汗出（大汗出），但多了一个"小便复利"，这个丢失水分的速度还要快一点，四个通道都是通的，前面（第388条）是三个通道，这里是四个通道。还有下利清谷，即吃什么东西就拉什么东西，人体的机能低下到了很严重的程度，这很明显。

内寒外热：这里的"内寒"同样指的是下利，"外热"指的是汗出。

脉微欲绝：脉微是附子证。

这种情况用四逆汤。这跟前面（第388条）的条文内容相似的症状比较多，都是需要用四逆汤来保护住人的机体，躲过抗病过激。

【药证提示】

（1）附子证：①四肢拘急；②疼痛；③脉微；④补充少阴体能。

（2）炙甘草证：①固护津液；②减轻抗病激烈程度。

（3）干姜证：补充津液。

通脉四逆加猪胆汁汤

【原文】 吐已下断，汗出而厥，四肢拘急不解，脉微欲绝者，

通脉四逆加猪胆汁汤主之。（390）

通脉四逆加猪胆汁汤方

甘草（炙）二两　干姜（强人可四两）三两　附子（生，去皮，破八片）大者一枚
猪胆汁半合

上四味，以水三升，煮取一升二合，去滓，内猪胆汁，分温再服（其
脉即来）注无猪胆，以羊胆代之。

【解读】 第 389 条跟第 390 条是连在一起的。

吐已下断：已经没有什么东西吐了，津液都没有了，还吐什么。下断，
津液没有了，还下什么，只有下血了，已经不会下利了，没有津液可下了。

汗出而厥："汗出"，体表还有点汗出，应该汗都已经没多少了。"而厥"，
这里的厥有两种意思：一种是有可能已经昏沉沉的昏厥，还有一种就是四肢
是厥逆的（厥冷的）。

四肢拘急不解：津液都没有了，肯定四肢拘急不解。

脉微欲绝：这是说津液丧失的严重程度，基本上脉已经摸不到了，像没
有脉一样的了。

这种情况，就要用通脉四逆加猪胆汁汤。

通过第 389 条和 390 条来看："既吐"，这个通道是打开的；"下利"，肛门
这个通道也是被打开了的；"小便复利"，尿道也是打开的；"大汗"，毛孔亦是
打开的；还有下利清谷，这种津液丢失的程度是多么的严重。这时已经不分
敌我了，什么东西都想往外面排，所以这种情况不能用任何帮助人体去抗病
的药物，麻黄、桂枝、柴胡之类，都是不能用的了。

这种情况尽快用炙甘草二两，因为一服就有一两，他是再服（两次），每
服一次进去的量就是一两。这个炙甘草固护津液，同时也减轻抗病过激反应，
就是缓解抗病的激烈程度。

干姜用到三两，因为津液差不多丢失完了，所以干姜就用得比较多了，
强人还可以用到四两。大量的干姜补充津液。

生附子，用到了大的一枚，不是普通的一个附子了，是比较大的一个附
子，作用是保护脏器，提振人体的机能。这个条文又告诉了我们四逆汤中附
子的另外一个药证——内寒、下利清谷是生附子证。

猪胆汁半合：这个猪胆汁证，我们也只能推断，是津液损伤太严重而出现的烦、口渴，当然津液丧失太多了。学习第 315 条的时候，提到过条文说的"白通加猪胆汁汤"，胡老认为是"通脉四逆加猪胆汁汤"。猪胆汁的药证我们前面已经说过了，这是推测的药证。

我们说到了炙甘草二两有固护津液的作用，是因为本方的煎服法是再服，就是一剂药分两次服，那么一服就有一两的炙甘草。我们提到炙甘草具备固护津液和防止抗病太过激烈的作用，换句话说就是减轻抗病过激。也就是说，炙甘草只要用到了一服，喝一次用到了一两，就有固护津液、减轻抗病过激的作用。如果炙甘草的量少一点，它就没有这个作用，只能说喝一点有点预防作用。

另外，炙甘草对于"少气"有补益性的作用。"若少气者，栀子甘草豉汤主之"，说明炙甘草有补气的作用，"少气"可以考虑炙甘草。

【药证提示】

（1）生附子证：①提振机能；②内寒；③下利清谷。

（2）干姜证：补充津液（大量）。

（3）炙甘草证：①一两以上，固护津液，减轻抗病过激反应；②少气（如栀子甘草豉汤）。

（4）猪胆汁证：①烦；②口渴（如白通加猪胆汁汤、通脉四逆加猪胆汁汤）。

枳实栀子豉汤

【原文】 吐利发汗，脉平，小烦者，新虚不胜谷气故也。（391）

【解读】 这一条，患者本来就有吐利，又吐又泻的，再用了汗法发汗，但是他脉平，表示津液也没有受到很大影响，应该是其他的证都已经被解掉了，就有点小烦，这是津液有一定的亏损，毕竟吐下也伤了一些津液，发汗的时候去抗病，津液就被外耗了一些，所以就有点小烦。

新虚不胜谷气故也：就是说现在还不能吃太多东西。因为这些外证刚好，津液都去抗病去了，还没有恢复到我们的胃里面，这种情况就不要吃多了东西，吃多了那是不行的。这种情况不需要治疗。因为脉平，只是有点小烦，就少吃一点东西，休息几天就没有什么问题了，自己就会好起来的。后面的第393条也是一样的道理。

【原文】 大病初瘥后，劳复者，枳实栀子豉汤主之。（393）

枳实（炙）三枚　栀子（擘）十四个　豉（包绵）一升

上三味，以清浆水七升，空煮取四升，内枳实、栀子，煮取二升，下豉，更煮五六沸，去滓，温分再服，覆令微似汗 ㊟ 若有宿食者，内大黄如博棋子五六枚，服之愈。

【解读】 这条跟第391条有很相似的地方。

病好了之后，因为劳复（相当于劳累过后就复发了），劳复病就用枳实栀子豉汤主之。

这个跟第391条比较起来，程度要重一点。那个是新虚不胜谷气，就是说吃东西不行，少吃一点东西就会自己好。

枳实栀子豉汤的药物组成如下。

枳实：用到三枚，说明胃胀、腹胀程度比较重。

栀子十四个，豉一升：说明有心中烦的栀子豉汤证。

所以这个程度就比第391条的要重一点，这就是区别。第391条只有点小烦，"损谷则愈"，即少吃一点东西就好了。

小柴胡汤

【原文】 伤寒瘥以后，更发热，小柴胡汤主之。

脉浮者，少以汗解之；脉沉实者，少以下解之。（394）

【解读】 伤寒好了之后，又出现了发热，这种情况用小柴胡汤。前面估计用了麻黄类方发汗剂，津液有一定的亏损，津液损伤再出现的发热，就不能够再用麻黄汤了，所以他说用小柴胡汤。因为小柴胡汤也可以解外，损伤津液的情况没有麻黄剂强烈。因为小柴胡汤里有生姜，它是可以补充一部分津液的，比较平和一点，不损伤津液，生姜、大枣是可以把少量的津液补起来的。

脉浮者，少以汗解之：脉还是浮的，说明机体还有想从表解的趋势，顺应机体抗病的趋势，可以用温和一点的解表药物。比如桂枝汤或桂枝二麻黄一汤，小小地汗解一下，所以叫"少以汗解之"。

脉沉实者，少以下解之：脉沉，机体提示抗病趋势是向下解，所以这种情况就"少以下解之"。用温和一点的下解模式，比如调胃承气汤这些，小剂量服一下，病就好了。

牡蛎泽泻散

【原文】 大病瘥后，从腰以下有水气者，牡蛎泽泻散主之。
（395）

牡蛎泽泻散方

牡蛎（熬）　泽泻　蜀漆（暖水洗，去腥）　葶苈子（熬）　商陆根（熬）　海
藻　栝楼根各等份

上七味，异捣，下筛为散，更于臼中治之，白饮和，服方寸匕，日三
服。小便利，止后服。

【解读】 大病好了之后，腰以下有水气（下半身有点水肿），这种情况就
用牡蛎泽泻散主之。

牡蛎泽泻散的药物组成：牡蛎、泽泻、蜀漆、葶苈子、商陆根、海藻、
栝楼根各等份。

泽泻、栝楼根：有止渴的药证。

牡蛎和栝楼根一起用就是栝楼牡蛎散，治"百合病，渴不瘥者"，说明患
者应该有口渴。第395条隐藏的症状应该是口渴。

蜀漆（常山之苗叶）：它是有毒的药物，服用稍不注意就容易呕吐，也是
催吐的药物。

葶苈子、商陆根、海藻：这些都是逐水药，葶苈子、商陆根逐水的力量
还比较强。

从药物组成和药证来判断，患者大病好了之后，腰以下（下半身）有水
肿，同时有比较口渴的表现，就用牡蛎泽泻散主之。

这一条，胡老认为，毒性药比较多，如商陆根、蜀漆这些药物是有毒的，
凭腰以下水肿，就用牡蛎泽泻散，胡老认为不太安全，他认为就用防己茯苓
汤或五苓散，相对而言要安全一点。

防己茯苓汤（防己、茯苓、黄芪、桂枝、甘草）：防己逐水的效果也不
错，但它的毒性就不像商陆根和蜀漆这样威猛，所以我认为胡老的想法是非
常不错的。碰到这种情况，比如防己茯苓汤、葵子茯苓散（葵子、茯苓）这

些方药，其实是可以先用的。同时还有口渴，五苓散也非常不错。泽泻对口渴的治疗效果也不错，牡蛎泽泻散里面也有泽泻，还有栝楼根，应该说渴还是比较重的。

理中丸

【原文】 大病瘥后，喜唾，久不了了（胸上有寒，当以丸药温之），宜理中丸。（396）

【解读】 大病好了之后，喜唾（口水多），这是干姜的药证，这种情况就适合用理中丸。

理中丸中有人参：说明不但喜唾，还有心下痞硬的表现。但要注意这个"喜唾"跟吴茱萸汤的"干呕，吐涎沫"的"吐涎沫"是有区别的。口水多（喜唾）和吐涎沫的区别是很大的。

如果吐涎沫、干呕，甚至有头痛这些症状的话，就选择吴茱萸汤；如果没有头痛，只有心下痞硬、口水多，这种情况就用理中丸。这是有明确的区分的。

竹叶石膏汤

【原文】 伤寒解后，虚羸少气，逆欲吐，竹叶石膏汤主之。（397）

竹叶石膏汤方

竹叶二把　石膏一斤　半夏（洗）半升　麦门冬（去心）一升　人参二两　甘草（炙）二两　粳米半升

上七味，以水一斗，煮取六升，去滓，内粳米，煮米熟，汤成去米，温服一升，日三服。

【解读】 伤寒解后，虚羸少气：伤寒好了之后，出现了乏力少气，还有点想吐，这种情况就用竹叶石膏汤。

逆欲吐：宋本《伤寒论》中是"气逆欲吐"。呕吐就是半夏证。

石膏：大量的石膏，说明伤寒解后的患者可能有口渴想喝水，还可能有腹满身重。有虚羸少气就有腹满身重，都有一些相同的特征，所以方子里面也用到了石膏。

麦门冬一升：说明有咽喉不利的表现。麦门冬养津液是很好的。

人参二两：说明伤寒解以后，他的食欲是不好的。另外，人参有生津液的作用，所以他可能有口渴。

粳米半升：粳米是补阳明津液的。

炙甘草二两：炙甘草对少气是有用的，比如栀子豉汤证，有"少气"的就加炙甘草。

竹叶石膏汤，在新冠时期用得还比较多，效果也蛮好的。有的患者新冠之后一动就汗出，虚弱乏力，然后伴有点咳嗽，并且咳嗽没有气力（虚羸少气），就是说无力咳、气逆咳，精神不好，没什么力气，竹叶石膏汤的效果非常好。有位医生的小孩子，新冠过后一动就喘气、汗出，后来找我开方，我给他开了竹叶石膏汤，他吃了一天就好多了。

还有，临床上碰到老年人咳嗽老是不好，又判断他津液比较亏虚，人比较乏力，说话也少气，疲乏状态比较明显，咳都没有力气了，我们用竹叶石膏汤，也收到非常好的效果。

【药证提示】

（1）石膏证：①渴欲饮水；②腹满身重。

（2）半夏证：呕吐。

（3）麦门冬证：咽喉不利。

（4）人参证：①不欲食；②口渴（生津）。

（5）粳米证：补阳明津液。

（6）炙甘草证：少气。

瘥后劳复

【原文】 病人脉已解，而日暮微烦，以病新瘥，人强与谷，脾胃气尚弱，不能消谷，故令微烦，损谷则愈。（398）

【解读】 第398条其实是退一字格式的，顺便也把这一条讲一下。这一条与第391条，其实是一样的道理。

病人脉已解，基本上病已经好了，脉平了，但是到了日暮（傍晚）的时候，就有一点点微烦，是不是跟第391条的"小烦"是一样的。这个是什么原因？因为这个病是刚刚好。人强与谷：人为地让他多吃了东西，东西吃多了。因为这时"脾胃气尚弱"，就是津液都去抗病了，还没有完全回到胃里，所以不能多吃东西，"脾胃气尚弱，不能消谷"，所以就有一点点微烦。津液没有回到胃里面，津液有点少，有点损伤，也是微烦的原因。这种情况"损谷则愈"，就给他少吃一点东西就可以了。

如果出现了像第393条的胃胀比较厉害，烦躁比较厉害的情况，就用枳实栀子豉汤主之。

第391条、393条、398条，这三条都是相关联的。第391条跟398条基本上内容是一样的。

第393条的劳复的程度稍微要重一点，烦躁、胃胀、腹胀也都更厉害一点，此时就用枳实栀子豉汤主之，这是第393条的内容。

总的来说，"损谷则愈"。只要"大病瘥后""以病新瘥"，就不要吃太多的东西，让胃休息两天，因为津液才参加了战斗，抗病去了，还没有完全恢复到胃里面，"脾胃气尚弱"，这种情况就一定不要吃太多，这也是一种保健养生方法。

结语：到今天为止，我们一起学习完了康平本《伤寒论》，希望大家在临床上多多地理解方证、药证并验证于临床，反复从临床验证理论，再用理论指导临床，这样才能够更精准地治疗疾病，让患者尽快康复。我们都有一个共同的目标，就是尽快减轻患者的痛苦，真正地做一个好中医。